整形外科専門医・
フィットネストレーナー
吉原 潔

医者が考案した
「30秒で運動不足を解消する方法」

ドクターズ
スクワット

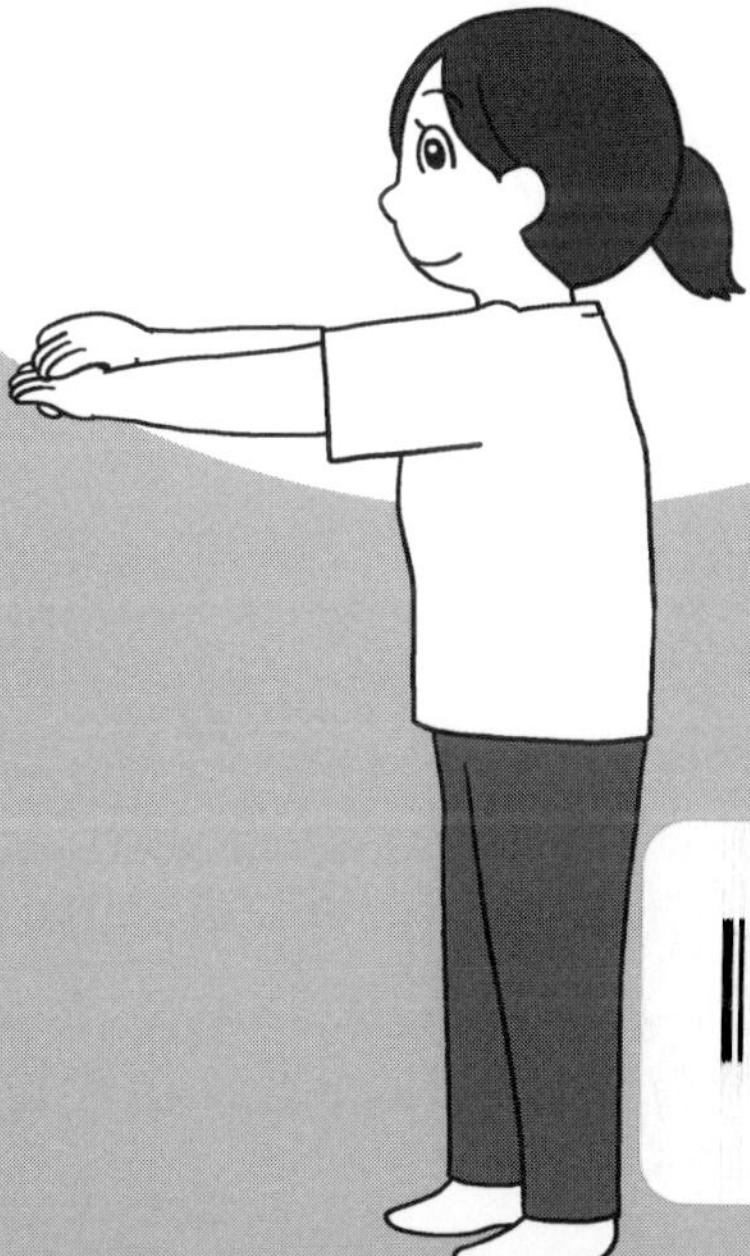

「**運動をするのがめんどう**で、あまり運動していない」

「時間がとれなくて、運動は**つい後回し**になりがち」

「**運動するのがしんどい**ので、完全に運動不足」

「**涼しくなったら運動をするつもり**が、いつの間にか冬になっている」

「**暖かくなったら運動をするつもり**が、いつの間にか夏になっている」

「歩いたら5分のコンビニに、**つい車で行ってしまう**」

「通勤をしているだけでも、**運動をしていないよりはマシ**なはず」

「スポーツクラブに申し込んだけど、

途中で**なんとなく行かなくなってしまった**」

「**足腰を痛めて**から、運動はしていない」

「運動といっても、種類が多過ぎて**何をすればいいのかわからない**」

そんなあなたのために、
ドクターズスクワットは誕生しました。
ドクターズスクワットで、
運動不足を解消しましょう！

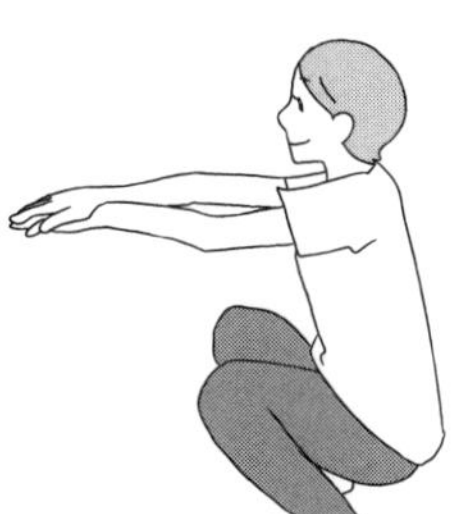

「運動」と「健康」の間にある深い谷

「健康のためには、運動をするといいですよ」

そんなこと言われなくても、きっとご存じですよね。

では、あなたは今、十分に運動をしていますか？

あるデータ（※）によれば、**運動不足を感じている成人の割合は、76・2％にも上ります。**

健康のためには運動がいいとわかっていながらも、つい運動不足になりがちだということがわかります。なぜなのでしょうか？

それは、「運動」と「健康」、この2つの間に目に見えない（見ないようにしているのかもしれませんが）、深い谷があるからです。

谷底には、何がありますか？　見たくないかもしれませんが、のぞいてみましょう。

「めんどうくさい」
「運動が苦手」
「時間がない」
「キツいのが嫌」……

まだまだありそうです。

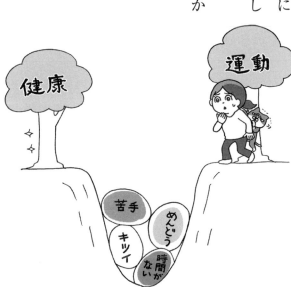

※スポーツ庁令和4年度「スポーツの実施状況等に関する世論調査」より

この本の目的は、谷に降りることなく、反対側に渡るための「橋」をかけることです。

その橋こそ、これからご紹介する「**ドクターズスクワット**」です。

え？　結局、運動なの？　しかも、よりによってすごくキツそうなスクワット!?　と思われたかもしれませんね。

確かに、一般的なスクワットのイメージは

・キツい
・正しいやり方がわからない
・続けられない
・ひざや腰を痛めそう

というものでしょう。

だからこそ**ドクターズスクワットは、それらすべてを解決する**ものにしました。

・キツくない
・やり方がシンプル
・続けられる秘密がたくさん
・ひざや腰を痛めにくい

一般的なスクワットとは逆で、「しゃがんだ状態から立ち上がる」動作をくり返すだけなので、覚えやすいはずです。

それを30秒でくり返すので、キツくなる前に30秒が過ぎますし、キツければ途中で休憩してもかまいません。

30秒たったら、おしまいです。

大事なのは、回数ではなく「30秒」という時間です。

忙しくて時間がなくても、30秒なら確保できませんか?

長めのテレビコマーシャルは、1本あたりおよそ30秒です。テレビを見ていて、コマーシャルになったらドクターズスクワット、と関連づけてみるのはどうでしょう。

きっかけがあると、運動は続けやすくなるからです。

とはいえ、急に運動をして、足腰を痛めてしまったら元も子もありません。その点、ドクターズスクワットは安心です。整形外科の専門医の資格を持ち、同時にフィットネストレーナーでもある医師が、**医学と運動、両方の知識と経験を総動員して考案したのが、このスクワット**だからです。

これまでのスクワットとはまったく違う、いわば**「究極のスクワット」**です。

もちろん、どの年代の方でもできますし、何歳から始めても効果はあります。

やってみるとまず、**見た目が変わってくるはずです。**ポッコリ出ていたお腹が引き締まったり、お尻が若いときのようにキュッと上向きになったり。

ひざや足首の違和感がなくなって、関節がポキポキ鳴らなくなる方もいます。

変化は、体調にも現れます。

続けているうちに、血圧や血糖値、コレステロールの数値が改善したり、腰やひざの痛みが和らいだり。

この本には載っていない、あなただけのうれしい変化があるかもしれません。

さあ、「運動」の先に見える「健康」は、すぐそこです。

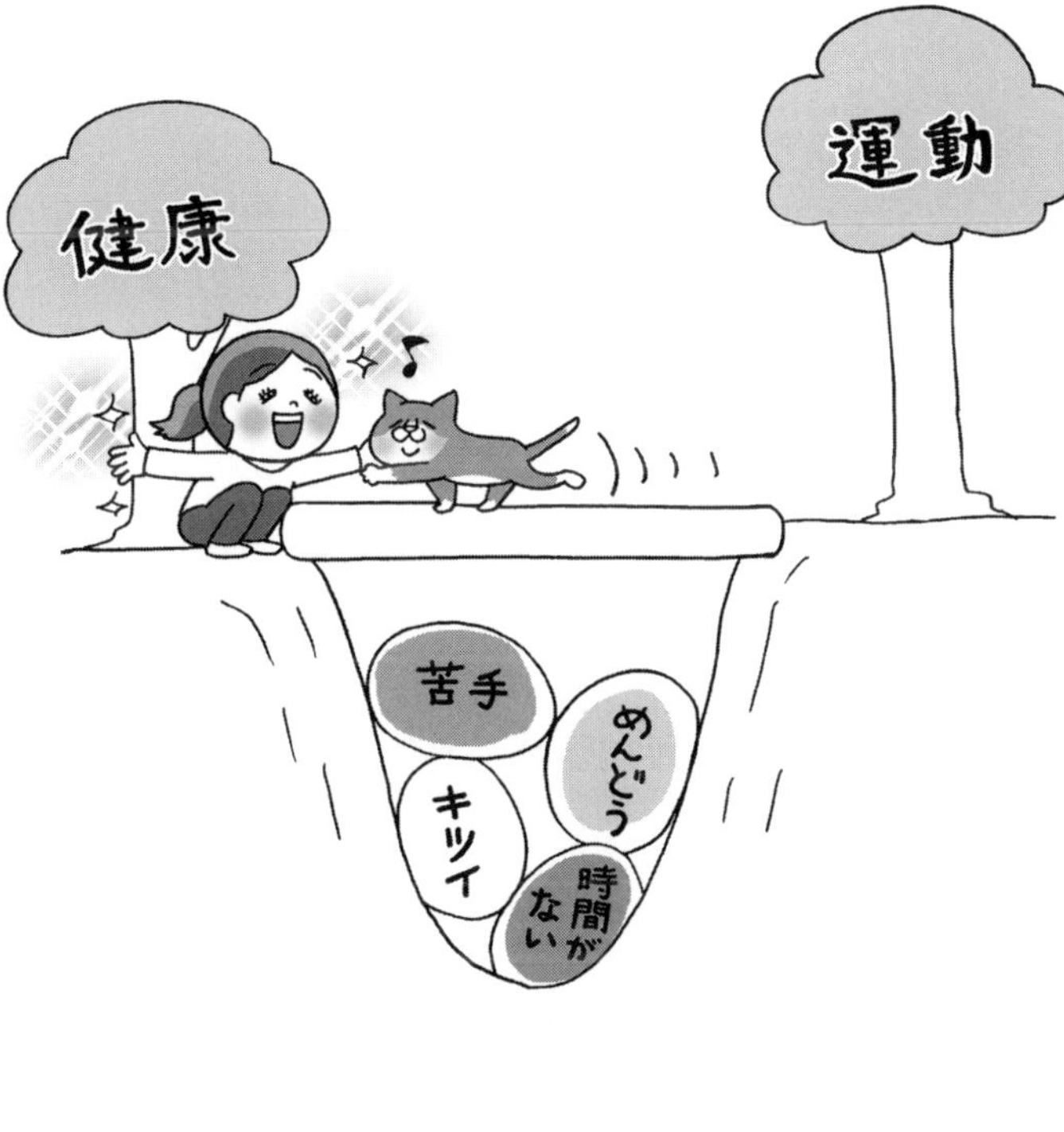

この本の読み方

なぜ、ドクターズスクワットが健康にいいのか、納得して実践したい方

→ この本の最初から、最後まで読むことをおすすめします。

どんなスクワットか、まずは試してみたい方

→ 60ページからのやり方をご覧ください。

途中で挫折せずに続けられるか不安な方

→ 112ページから、スクワットを習慣にするヒントがあります。

どんな健康効果を期待できるのか知りたい方

→ 132ページから、スクワットの健康効果をまとめました。

スクワットの効果を早く感じたい方

→ 156ページから、スクワットと併用して効果を高める方法をご紹介しています。

全員に効果があった！「モニター報告」

医学と筋トレの知識を総動員して考案したドクターズスクワット。その効果は、患者さんにも試してもらい実証済みですが、今回は新たに6名の方に試してもらいデータをとりました。

詳しいやり方は60ページ以降にありますが、次のページのイラストのように、「しゃがむ」と「立つ」を30秒でくり返すだけです。

6名のうち、5名は「ＩｎＢｏｄｙ」という機器を用いて、筋肉量や体脂肪率などを計測。モニター期間は1カ月で、最低1日に1回やってもらいました。すると、

「モニター5名全員の体脂肪率が減った」のです！

56歳の男性は、3日間スクワットができない日があったにもかかわらず、**体脂肪率が1・9％減りました。**

モニター期間中は、食事制限やほかの運動をしないでもらったので、全員の体脂肪率が減ったのはドクターズスクワットのおかげだといえるでしょう。

44歳の男性は

・筋肉量が1・5kg増えた！

（46・6kg→48・1kg）

・腹囲が2・7cm減った！

（75・4cm→72・7cm）

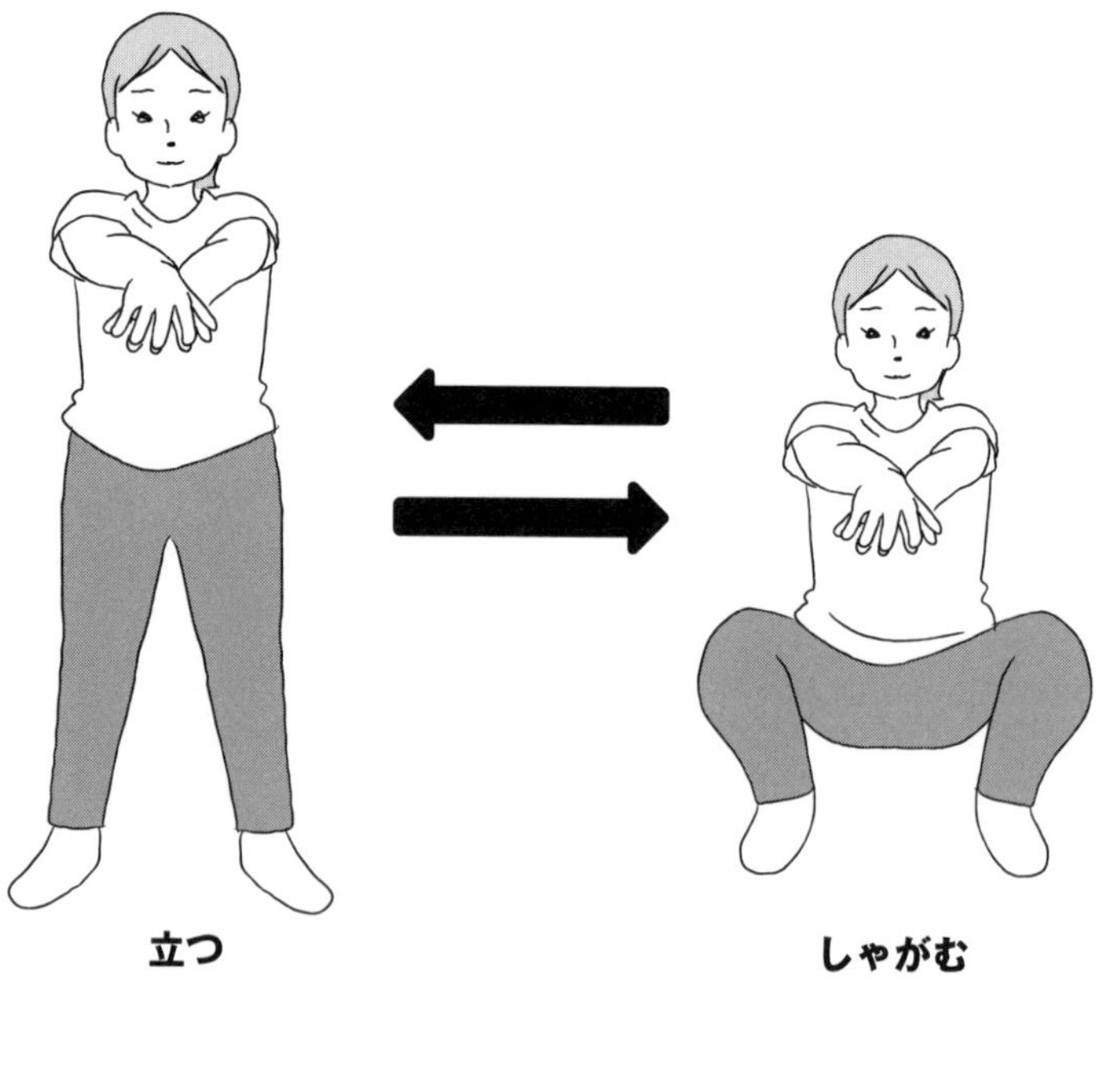

という結果に。

ＩｎＢｏｄｙなど体組成検査器での計測は、その日の体の水分量などの影響を受けます。それでも、１カ月で筋肉量が１・５kg増えるなんて聞いたことがありません。

実際に測定を担当した理学療法士も、**「短期間でこんなに効果が出ると思わなかった」**と驚きを隠せない様子でした。

また、食後の血糖値が気になっているという53歳の女性には、食後にドクターズスクワットをしてもらったところ、

スクワットをしない日に比べて、食後の血糖値が下がりました。

食事内容を同じにして計測したので、ドクターズスクワットの効果だといえます。

そのほかにも、

- **たるんだ下腹が引き締まった**
- **便通がよくなった**
- **階段の上り下りが楽になった**
- **ひざがポキポキ鳴らなくなった**

など、数値に現れない効果を感じた方も多くいらっしゃいました。ドクターズスクワットは70代、80代、90代の方でも効果があります。

次はあなたの番です！　変化があったら、ぜひ教えてくださいね。

ドクターズスクワットをやってみました！

「在宅勤務でも お腹周りが2.7㎝減った！」

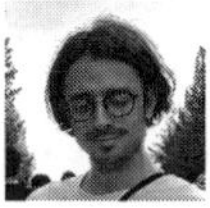

ステリンさん
44歳・男性
やった期間 1カ月

結果

筋肉量	46.6kg→48.1kg	＋1.5kg
体脂肪量	11.5kg→11.0kg	−0.5kg
体脂肪率	18.9%→17.8%	−1.1%
腹囲	75.4㎝→72.7㎝	−2.7㎝
体重	60.9kg→62.0kg	＋1.1kg

「在宅勤務で1日中ほとんど座りっぱなし、外出もあまりしないので運動不足が気になっていました。これまでスポーツジムに行っても続かなかったのですが、ドクターズスクワットは午前中、仕事の合間にコーヒーを飲むときにやるようにしたら、無理なく毎日できました。たった30秒でお腹周りが引き締まったうえ、筋肉もつくとは想定外です」

ここに注目！

「筋肉量が増えて、体脂肪量と体脂肪率が減少したのは、脂肪が燃えて筋肉がついたということです。体重は増えたものの腹囲は減少しているので、筋肉でお腹が引き締まって、見栄えがよくなった好例といえます」

「便通がよくなって 腹囲が1.3㎝減った！」

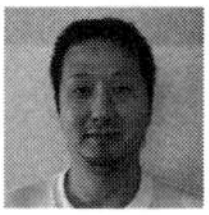

常盤さん
36歳・男性
やった期間 1カ月

結果

筋肉量	35.3kg→35.7kg	＋0.4kg
体脂肪量	36.1kg→36.2kg	＋0.1kg
体脂肪率	36.6%→36.4%	−0.2%
腹囲	110.5㎝→109.2㎝	−1.3㎝
体重	98.5kg→99.5kg	＋1.0kg

「趣味のバスケをやめてから、運動のきっかけがなかなか見つからなかった私には、もってこいの運動でした。30秒でいいので気楽なうえ、やり方も簡単ですぐに覚えられました。始めて数日で感じたのは、便通がよくなったことです。お腹がスッキリすると気分もいいので、これからも続けていきたいです」

ここに注目！

「ドクターズスクワットは体を上下に大きく動かすことで、胃腸の動きがよくなります。便通が改善されたのはそのためでしょう。その場ですぐに簡単にできるので、運動をやめてしまった方も再開しやすいはず」

「太ももが硬く締まり階段の上り下りが楽に!」

吉田さん（仮名）
52歳・女性
やった期間 1カ月

結果

筋肉量	20.0kg→20.5kg	＋0.5kg
体脂肪量	12.0kg→11.3kg	－0.7kg
体脂肪率	24.4%→22.8%	－1.6%
腹囲	72.4cm→70.8cm	－1.6cm
体重	49.3kg→49.5kg	＋0.2kg

「かかりつけの整骨院で、『下半身に筋肉をつけたほうがいい』と言われました。週に1回4年間ヨガに通っているので、筋肉が少ないとは思わなかったのですが……。そこで試しにドクターズスクワットを1カ月やってみたところ、徐々に太ももが硬くなっていくのがわかりました。筋肉がついたからか、足に力が入り、階段の上り下りも以前より楽です」

ここに注目!

「短期間で筋肉が増えるのは女性では稀で、驚いています。女性は筋肉がつくとムキムキではなく、メリハリのある体形になります。ヨガはストレッチに分類されるので、筋肉量を増やしたいならスクワットと並行を」

「無理なく体脂肪率が落ちてひざが鳴らなくなった!」

荻原さん（仮名）
56歳・男性
やった期間 1カ月

結果

筋肉量	25.7kg→26.4kg	＋0.7kg
体脂肪量	23.0kg→21.6kg	－1.4kg
体脂肪率	33.2%→31.3%	－1.9%
腹囲	88.3cm→89.1cm	＋0.8cm
体重	69.2kg→69.0kg	－0.2kg

「モニター期間中は会食続きだったうえ、風邪で3日間寝込んでしまい、思うようにスクワットができませんでした。それでも体脂肪率が1.9%も落ちたのは意外です。朝起きてすぐにやるようにしたのですが、続けるうちにひざがポキポキ鳴らなくなり、しゃがむときにひざの動きがスムーズになりました」

ここに注目!

「ひざがポキポキ鳴らなくなったのは、ひざ周りの筋肉がスクワットで強化されて、関節の動きがスムーズになったからだと考えられます。必ずしも毎日やらなくても効果は出るので、体調が悪いときには休みましょう」

「食後のスクワットで血糖値が降下した！」

田中さん
53歳・女性
やった期間 2日

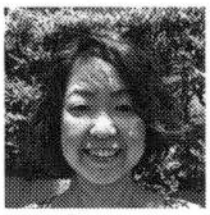

測定方法：1日目は、ドクターズスクワットはせず、昼食後30分、60分、90分の血糖値を測定。
2日目は、食後30分したら血糖値の測定をし、ドクターズスクワットを行った。60分後と90分後に血糖値の測定。2日間とも昼食のメニューは同じ。

結果

1日目（スクワットなし）

食後30分の血糖値	166mg/dl	
食後60分の血糖値	164mg/dl	2mg/dl 降下
食後90分の血糖値	123mg/dl	41mg/dl 降下

2日目（食後にスクワットあり）

食後30分の血糖値	193mg/dl	
食後60分の血糖値	156mg/dl	37mg/dl 降下
食後90分の血糖値	108mg/dl	48mg/dl 降下

「食欲が旺盛でポッコリお腹が気になっています。糖尿病やメタボだと指摘されたことはないのですが、食後の血糖値が気になりドクターズスクワットを試したところ、血糖値の下がり幅が大きいとわかりました。やり方も簡単なので、食後の習慣にしたいです」

ここに注目！

「下半身の大きな筋肉を動かしたので、血液中の糖がより消費された結果だと思います。エネルギーも多く消費するので、続けるうちに太りにくくなります」

担当編集もやってみました！

「1カ月でたるんだ下腹が引き締まった！」

担当編集・福田
40歳・女性
やった期間 1カ月

結果

筋肉量	34.8kg→34.8kg	±0kg
体脂肪量	12.1kg→11.3kg	−0.8kg
体脂肪率	24.7%→23.5%	−1.2%
腹囲	67.9cm→66.4cm	−1.5cm
体重	49.2kg→48.3kg	−0.9kg

ここに注目！

「お腹が引き締まったのは体幹筋が強くなり、姿勢がよくなったからでしょう。加齢による体のたるみも、スクワットで改善できます」

「数年前から体重は変わらないのにお腹やお尻がたるんできて、鏡で自分の姿を見るたびにがっかりしていました。年をとれば仕方ないと思っていたのですが、1カ月で見た目がここまで変わるとは！　ドクターズスクワット以外の運動はもちろん、食事制限などダイエットにつながることは一切していないので得した気分です」

〔ビフォー〕

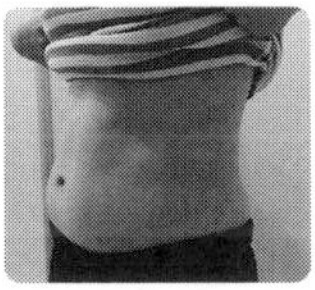

〔アフター〕

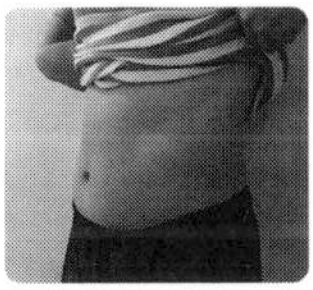

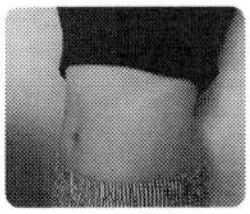

さらに1ヵ月（合計2カ月）やってみました！

2カ月前と比べると、みぞおちから下腹があきらかに引き締まった。

目次

プロローグ

1章
「運動が苦手な人・続かない人」のためのスクワット

2章

30秒以上やってはダメ！実践ドクターズスクワット

3章

“続かない”にさらば！スクワットが「習慣」になるヒント

4章

ドクターズスクワットで解決できるこんな症状

5章

効果をより早く出す！「4つのヒント」

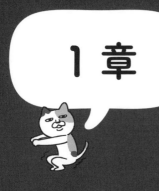

1章

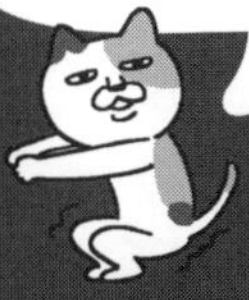

「運動が苦手な人・続かない人」のためのスクワット

運動不足が原因で毎年5万人が死亡⁉

突然ですが、ある日の診察室での会話です。

患者さんは60代の男性で、ひざ痛のリハビリのため、私の整形外科クリニックに通っています。

私「日ごろから運動をして筋肉を鍛えておくと、痛みが出にくくなりますよ」

患者さん「運動ですか……。運動不足だという自覚はあるのですが……」

私「運動といっても、ジムに通うわけではなくて、自宅でできることでいいんですよ。テレビを見ながらでもいいので、ちょっとだけ筋トレをしてみてはどうですか?」

患者さん「いや、筋トレはつらいんで続かないんですよ」

私「では通勤のときに、ひと駅手前で降りて歩くのはどうですか？」
患者さん「いや、出勤前にそんな時間ないですし、帰りはクタクタで歩く元気なんてないです……」
私「では、休日に何か趣味として運動をしてみては？」
患者さん「運動は苦手なんです……」

こんな感じで会話は続きます。

この患者さんに限らず、知り合いと飲んでいても、「最近、運動不足で……」と聞く機会は多いものです。もちろん、運動不足の感じ方には個人差があるので、それがどの程度のものなのかは知る由もありません。

ですが、実際に多くの方が運動不足だと感じているのは事実でしょう。

一方、実際に運動をしている方は、あまり多くないように思います。

それは、なぜなのでしょうか。

例えば、食べる量が少なければ、すぐにお腹が減ります。でも、運動不足だからといって、すぐに目立った体調の変化は感じないものです。


運動不足だとわかっていながら、そのまま放置しがちなのは、実感として運動不足の害を感じにくいからかもしれません。


ですが、毎年約5万もの人が、運動不足が原因で死亡しているといったらどうでしょうか？

左ページにあるのは厚生労働省が発表しているデータで、それによると、運動不足による日本国内の死亡者数は、喫煙、高血圧に次ぐ第3位で、死亡原因となった疾患

我が国では運動不足が原因で毎年5万人が死亡!!

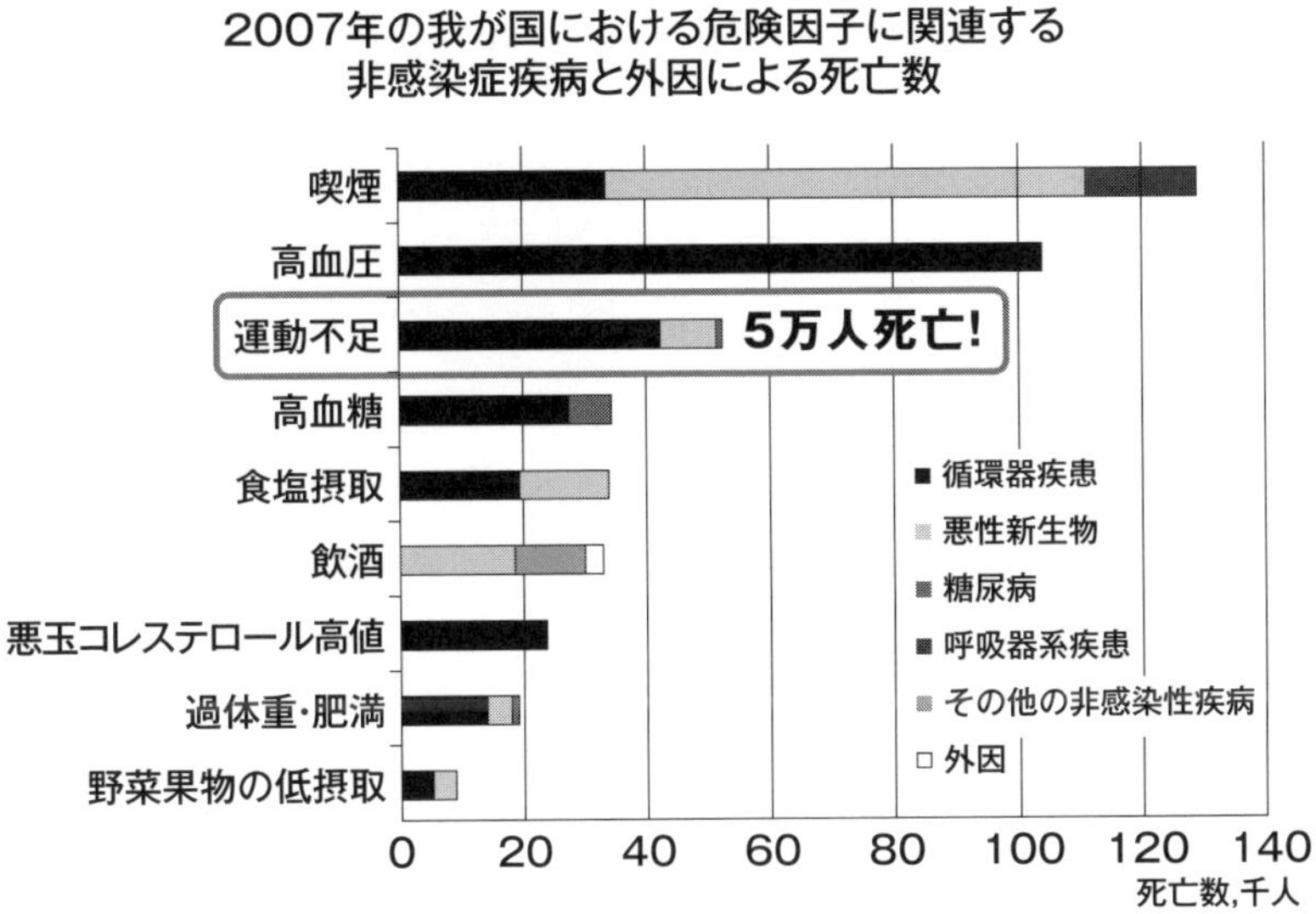

出典：THE LANCET 日本特集号（2011年9月）日本:国民皆保険達成から50年「なぜ日本国民は健康なのか」
出典：厚生労働省「2013年9月27日　副大臣ロコモレク資料」

の内訳を見ると、循環器疾患、がん、糖尿病が多いことがわかります。

これらは脂質異常、高血糖（糖尿病）、高血圧、肥満によって引き起こされる疾患で、その一因が運動不足です。

実は、運動不足を笑って済ませるのは危険なのです。その理由を見ていきましょう。

「筋肉」こそ健康になるためのキーワード

「昔は軽く1万歩は歩けた」とか、「昔は水泳をしていた」という運動はありますか？　患者さんと話していると、その運動をやめてしまったから調子が悪いのではと、思われる方の多いこと。

私たち人間は、ある程度運動をしないと、いずれ体に不調をきたしてしまいます。前のページで挙げたグラフが、その証拠です。

運動不足と体の不調。この2つを結びつけるキーワードは「筋肉」です。

・運動不足が続くと、まず筋肉が硬くなります
・さらに、筋肉の量や筋力も低下してきます
・そのまま年を重ねていけば、「ロコモティブシンドローム」に移行する可能性が高

くなります

ロコモティブシンドロームとは、英語で「移動」を意味するロコモーション(locomotion)と、「移動する能力がある」を意味するロコモティブ(locomotive)からできた言葉です。

日本語での正式名称は「運動器症候群」です。「ロコモ」と呼ばれることが多いので、聞いたことがある方も多いでしょう。移動するための能力が不足したり、衰えたりした状態のことです。

ロコモになると、立ったり歩いたりするのが大変なので、あまり動かなくなります。すると徐々に体力が落ちます。**体力が落ちると、実はさまざまな病気にかかりやすくなったり、うつなど、心の問題も抱えやすくなったりしてしまうのです。**

さらに、ロコモは認知症の発症にも深く関わっています。

運動不足の弊害はまだまだあります。肥満や脂質異常症、高血糖（糖尿病）、高血圧などの生活習慣病を発症させ、脳卒中や心筋梗塞などの命に関わる疾患にかかるリスクが増大します。

つまり、運動不足は健康寿命を短くする最大の要因なのです。

不安になるようなことばかりを書いてしまいましたね。でも、大丈夫です。運動不足を解消できればいいわけですから。そんな簡単に……と思われるでしょう。だからこそ、

この本では運動不足をできるだけ簡単に、

そして効率よく解消する方法をお伝えしていくつもりです。

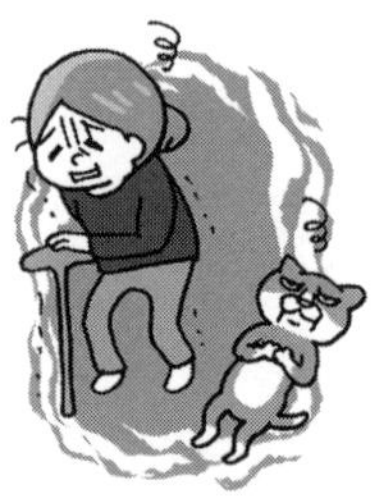

健康寿命を短くする
運動不足

そのための「ドクターズスクワット」です。

ドクターズスクワットを始める前に、ぜひ知っておいていただきたいのは、**筋肉は体を支え、体を動かし、ほかの内臓の働きを助けるとても重要な役割を持つ「臓器」だということ**です。実は、心臓や胃腸といった臓器も、心筋や平滑筋という筋肉でできています。ですから、筋肉＝臓器なのです。

もし、心臓や胃腸など臓器の調子が悪くなったら、どうしますか？　そのまま放置しますか？　おそらく、ほとんどの方が治そうとしますよね。

心臓や胃腸などの臓器と同じように、筋肉という臓器にも注意を向けてみると、運動をしてみようという気持ちが高まると思います。

「昔は○○ができた」「昔は○○をしていた」という方が、それを再現できるようになること、さらに不調を改善できることが私の願いでもあります。

病気の根を断ち切れるのは○○だけ

あなたは今、運動不足によって日常生活に不便がありますか？

運動はしていないけど、家事はできるし、仕事もしている。買い物にも行けるし、食事も一人で食べられる。健康診断で引っかかることはあっても、すぐに入院するほどでもない——。

運動不足がやっかいなのは、深刻な事態になるまでその大切さに気づきにくいところです。

運動不足を自覚していても、日常生活に支障をきたしていなければ、つらい、めんどうくさいなどの理由から、運動を敬遠しがちだと思います。

また、不調を改善するために運動をしても、**症状が治まると運動をまたやめてしまい、不調が再発するケースもありがちです。**

私は、運動不足は病気の一種としてしまえばいいと考えています。運動不足も病気と思えば、めんどうくさいからと治療＝運動を途中でやめることも減りませんか？

皆さんに知ってほしいのは、**生活習慣病の高血圧や糖尿病、脂質異常症などは、運動をするだけでもみるみる数値がよくなることが多い**ことです。もちろん薬でも数値はよくなりますが、服薬はあくまでも重症な人、身体的な原因で運動ができない人や、運動でよくならない人に限るのが理想と考えています。

血糖値が高いからこの薬を、今度はコレステロールや中性脂肪値が高いからこの薬を、今度は血圧が高いからこの薬を……。これを続けていたら、何種類もの薬を服用することになってしまいます。薬剤代もかさみますし、その都度医療機関を受診する手間や医療費も馬鹿になりません。

数値をよくできるのは運動、病気の根を断ち切ることができるのも運動なのです。

無理せず効率よく鍛えるにはスクワットが最適

運動不足を解消するために、ウォーキングをしている方もいるでしょう。ウォーキングは、有酸素運動と呼ばれるもので、内臓脂肪や体脂肪を落とすにはとてもよい運動です。

ただ、**残念ながらウォーキングでは、筋肉を強化する効果に乏しいのです。**筋肉は、28ページでお話ししたように、健康になるためのキーワードでしたね。筋肉を鍛えるには、ある程度の負荷をかけることが必要なのですが、ウォーキングだと筋肉への刺激が足りないのです。

一方、スクワットは足腰の筋肉をしっかり刺激するので、筋肉を鍛えるのに向いています。しかも、スクワットには、体の動きを支えるうえで中心となる、大切な筋肉を一度に鍛えられるという利点もあります。

人間の筋肉の約7割は下半身に集まっています。そのため、全身の筋肉量を増やすことを目的に運動を行う場合には、**上半身を動かす運動より下半身を動かす運動のほうが効率的です。**

実は、スクワットのように下半身を中心に動かすことができる運動はそれほど多くありません。

では、スクワットでどんな筋肉が鍛えられるのか、具体的に見ていきましょう。

まず、

ウォーキングとの比較

	ドクターズスクワット		ウォーキング
筋肉を鍛える	◎	⟷	△
体脂肪を落とす	○	⟷	◎
1回に行う時間	短い	⟷	長め

・太ももの前に位置する大腿四頭《だいたいしとう》筋《きん》

・太ももの裏側に位置するハムストリングス

これらはひざの曲げ伸ばしをするために欠かせません。大腿四頭筋がひざを伸ばすとき、ハムストリングスはひざを曲げるときに使われます。

2つの筋力のバランスがくずれてしまうと、ひざをスムーズに動かせなくなり、ひざの疾患になるリスクが高まってしまいます。

ほかにも大腿四頭筋には、股関節を動かして脚を持ち上げる作用があり、筋力不足になるとつまずきやすくなるなど、転倒の危険性が高まります。

・お尻に位置する臀筋《でんきん》

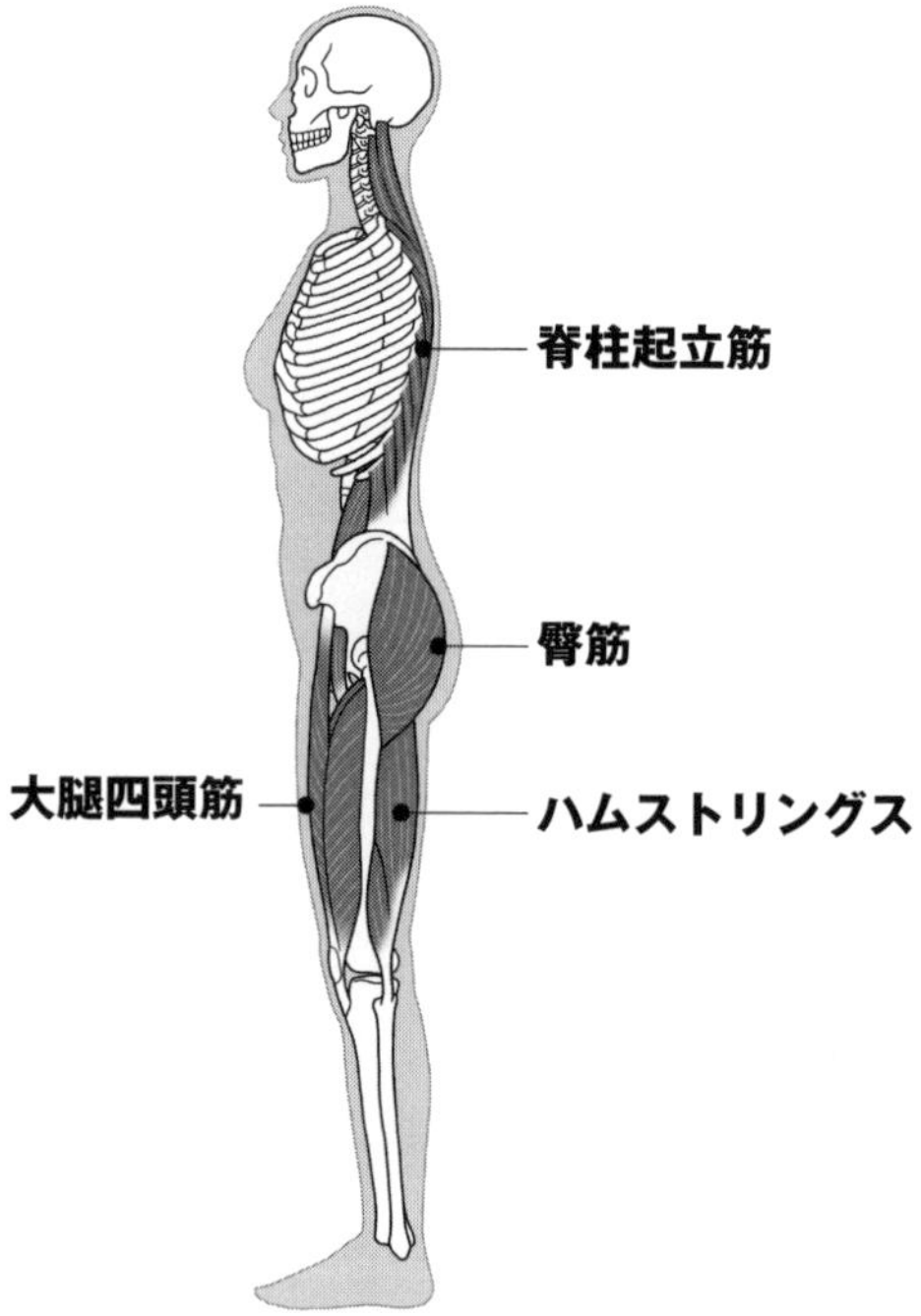

股関節と太ももの動きを担い、下半身の動きの安定性を保つうえで必要不可欠な筋肉です。

・背中の脊柱起立筋《せきちゅうきりつきん》

体のバランスを保ち、正しい姿勢を保つうえで欠かせない筋肉です。腸肋筋《ちょうろくきん》、最長筋《さいちょうきん》、棘筋《きょくきん》という3つの筋肉から成ります。

これらの筋肉の働きはほかにもたくさんありますが、共通しているのは、人間が健康に生きるうえで欠かせない筋肉であるということです。

しかも、**スクワットは太ももやお尻など、下半身の筋肉だけではなく、脊柱起立筋という体幹（胴体）の筋肉まで鍛えられる、万能といっても過言ではない運動です。**

また、大きな筋肉にはたくさんの小さな筋肉が付着していて、連動して動くことから、ここで解説している筋肉のほかにも数えきれないほど多くの筋肉を同時に鍛えることができます。

「運動が苦手・続かない」あなたのために

問題はここからです。

スクワットがいいのか、じゃあ、早速やってみよう！　と思いますか？　理屈はわかったけど、キツそうだな……続かなそう……と感じていて、まだやってみようという気にはなれないのではないでしょうか。

ですが、本を閉じるのは待ってください！

これからお伝えするのは、そんなあなたにどうしたら運動を続けてもらえるのか？　本気で考えた末に導き出した、「ドクターズスクワット」です。

・「しゃがむ」「立つ」２つのポーズをくり返すだけ

・１日１回30秒

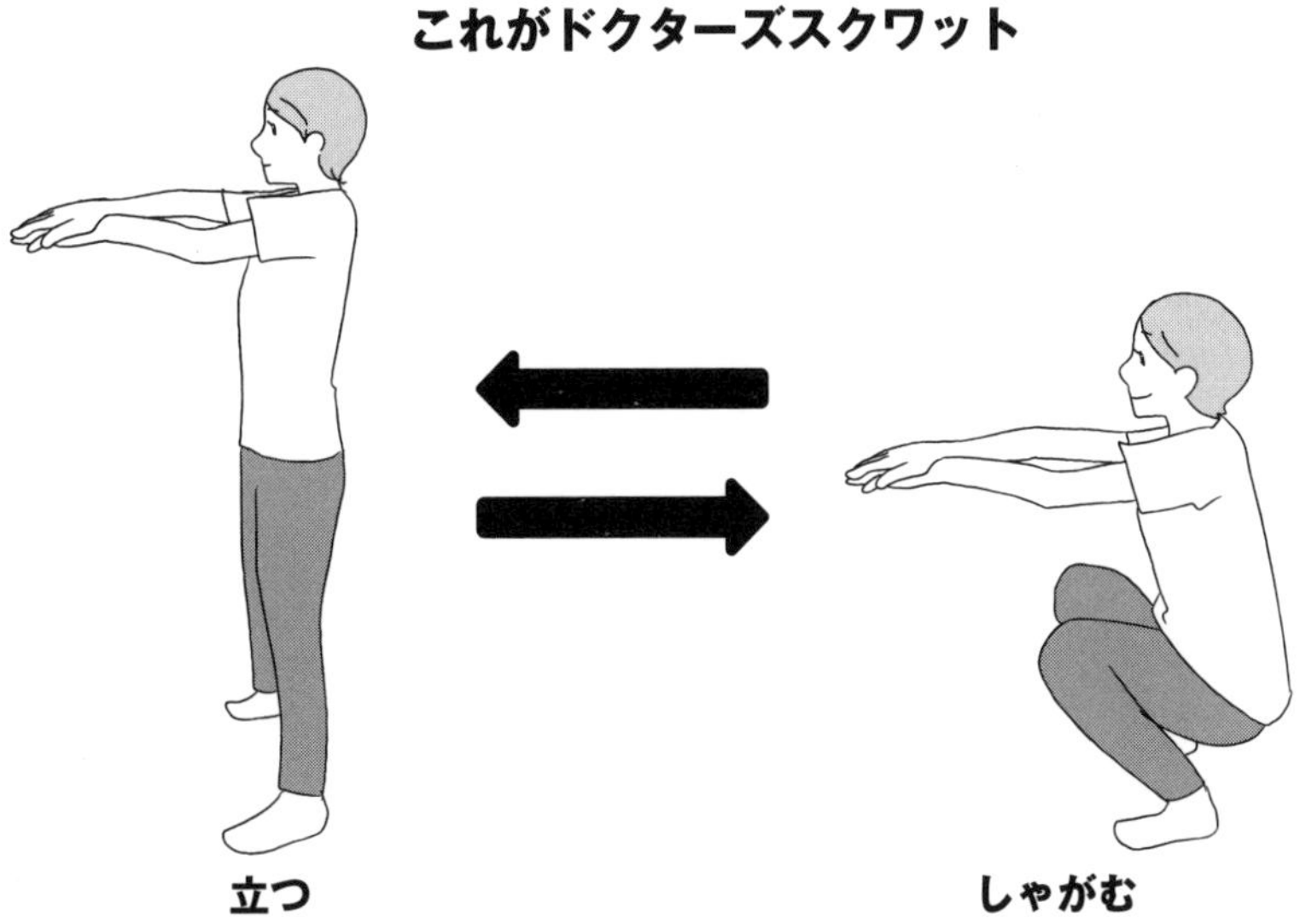

ドクターズスクワットの基本はこれだけです。

　このスクワットは、一般的なスクワットのように直立した状態から腰を落とすものではなく、しゃがんだところから立ち上がるという、「逆スクワット」です。

　このようにした理由は、**運動に慣れていない人でも逆スクワットなら自然と正しいフォームで行え、期待どおりの健康効果が得られるから**です。

　そのうえで留意したのは、**筋肉に「適度な負荷」を与えられる**という点です。筋トレ全般にいえることなのですが、負荷が強過ぎると腰やひざを痛めるリスクが高まってしまいます。それより何より、キツ過ぎるとつらさが先に立って、続ける意欲が失せてしまいませんか？

とはいえ、まったくキツさを感じないような運動では効果は期待できません。そこで私自身がいろいろなトレーニング方法を試した末に考案したのが、キツ過ぎない、でも適度な負荷がかけられて効果を得られるドクターズスクワットでした。

ドクターズスクワットを患者さんも含めて、いろいろな人に試してもらったところ、簡単で時間も短くて済むので楽に続けられると、とても好評です。冒頭で紹介した、**運動が苦手という患者さんも続けられている**とのことです。

従来のスクワットの問題点をすべて克服した究極の方法

スクワットの効果には目を見張るものがありますが、運動が苦手な人にとっては、とっつきにくい方法です。そこで、ドクターズスクワットでは、下の表にあるような一般的なスクワットの問題点をすべて解決しました。

問題点① キツい！

スクワットをやったことがある方ならわかると思いますが、立ったところから腰を落としていく最中に、脚がプルプルと震えたりしますよね。それだけ筋肉には強い負荷がかかっているという証拠で、つまり、キツいということ

ドクターズスクワット		一般的なスクワット
キツく感じない	⟺	キツく感じる
やり方が簡単	⟺	やり方が難しい
続けられる	⟺	続けにくい
30秒でいい	⟺	ある程度の時間が必要
回数を気にしなくていい	⟺	ある程度の回数が必要
運動が苦手でもできる	⟺	運動に慣れた人向き
ひざや腰を痛めにくい	⟺	ひざや腰を痛めやすい
体の上下動が大きい	⟺	体の上下動が小さい

とです。

運動をすることに慣れていない方や、筋力が衰えている高齢者は続けるのが難しいと思います。

ですが、ドクターズスクワットは、**運動をしていない方や高齢の方でもできるようにキツさの調整が可能です。**足腰を痛めないことはもちろんです。それを可能にしているのが、「逆スクワット」の動きです。


突然ですが、より高く跳べるのはどちらだと思いますか？

A．立った状態から、しゃがみ込んで反動をつけてジャンプする
B．しゃがんだ状態からジャンプする

子どものころに、より高くジャンプをしようとして、しゃがみ込んで反動をつけた経験があるのではないでしょうか？ つまり、より高く跳ぶには「A．立った状態から、しゃがみ込んで反動をつけてジャンプする」です。

実は、これは一般的なスクワットの動きと似ています。立った状態から腰を落として、そして立ち上がります。反動をつけている感じはないかもしれませんが、筋肉には反動をつけたときと同じ「伸張反射」という現象が起きています。

伸張反射は、「火事場の馬鹿力」を発揮することができます。しかしそのぶん、筋肉や腱、骨には瞬間的に大きな負担がかかることになります。

一方、ドクターズスクワットで採用している「逆スクワット」の動きは「B．しゃがんだ状態からジャンプする」と同じで、反動はつけません。

火事場の馬鹿力は出ませんが、体に優しいうえ、楽に感じます。**毎日続けるなら、火事場の馬鹿力で体に負担をかけるより、楽にできるほうがよいと思いませんか？**

また突然ですが、あなたにはこれから、50m泳いでもらいます。何秒かかってもかまいません。プールの長さは25ｍで、折り返して帰ってきて50ｍです。

A．プールの端まで泳いだら、足をつかずに折り返して、スタート地点まで泳ぎます

B．プールの端まで泳いだら、１回足をついて大きく息を吸ってから、スタート地点まで泳ぎます

いかがですか？

実際に50ｍを泳いだことがなくても、Bは25ｍ地点で1回足をつく分、少し楽に思えませんか？

これも、Aが一般的なスクワットで、Bがドクタースクワットのたとえです。

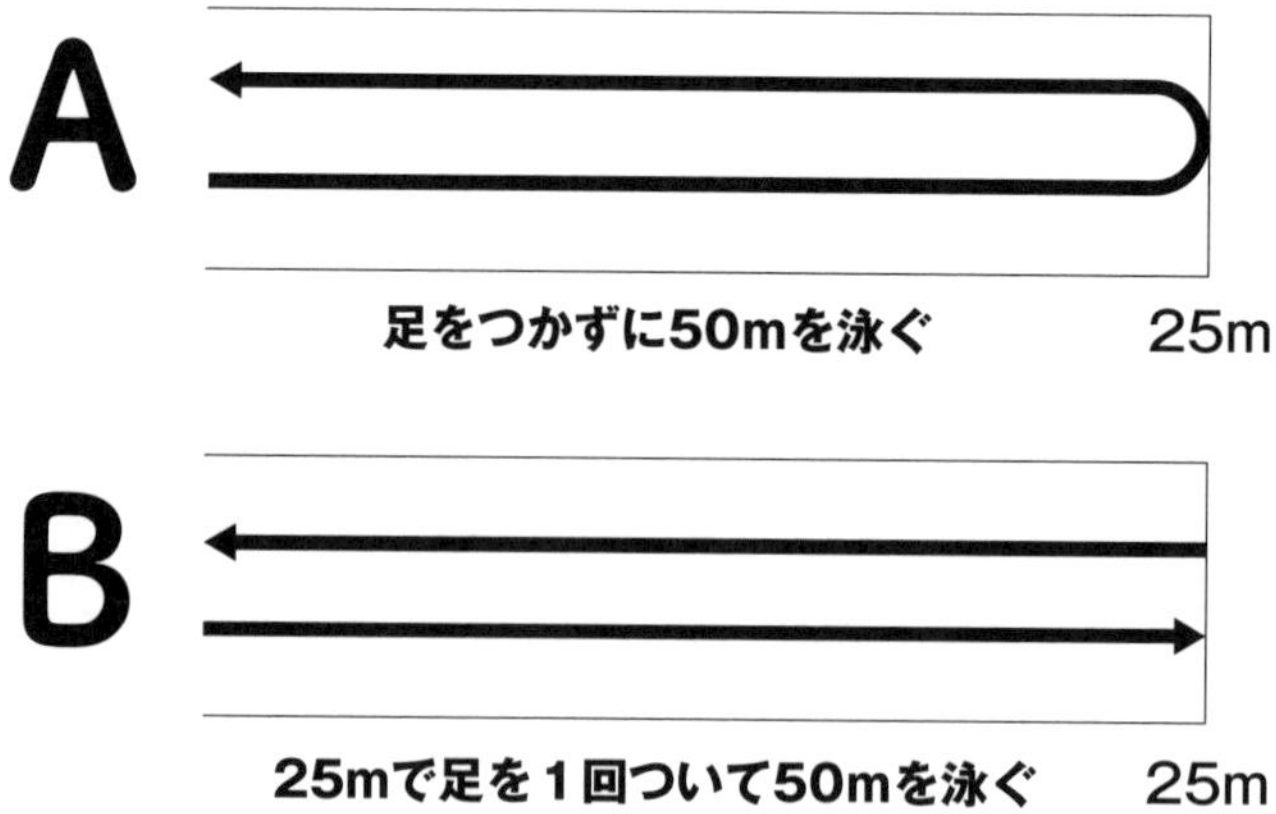

2つのスクワットを、細かく見てみましょう。

一般的なスクワットは、立った状態からしゃがみ込みますが、すぐに立ち上がって立った状態に戻ります。休めるのは、立った状態のときだけです。

ドクターズスクワットは、しゃがんだ状態から立ち上がります。ひと息ついて立った状態からしゃがんだ状態に戻ります。休めるのは、立った状態としゃがんだ状態の2回です。

ドクターズスクワットでは、休む回数が1回多いうえに、一番つらいとされるしゃがんだ状態でも休めるところが体に優しい理由です。このささやかな「休み」によって楽に感じるのです。


どこで動きを止めるか、というのはキツさを左右するだけでなく、ケガを予防するポイントにもなります。

全速力で走っているとき、急に方向転換をして、反対方向に走り出すことをイメージしてください。方向転換をするには、相当な力で足を踏ん張ってブレーキをかけて、体の向きを変えなければならないのは想像に難くないでしょう。

実はこれと同じことが、一般的なスクワットで起こっているのです。腰を落として立ち上がるときに、急ブレーキ（急旋回動作）をかけなければならないので、キツいだけでなく、筋肉や腱、関節に負担がかかります。

ドクターズスクワットは、「しゃがんだ姿勢から立ち上がるとき」と、「立った姿勢からしゃがみ込むとき」に、どちらも一瞬動きが止まり、休みが入るので、急ブレーキをかける必要がありません。だから、筋肉や関節、腱への負担が小さく、腰やひざを痛めにくいのです。

問題点② 正しいやり方がわかりにくい

一般的なスクワットのやり方は簡単なようで、やってみると意外に難しいもの。

インターネットなどで紹介されているスクワットのやり方を見ると「両足を肩幅より少し広めに開き、つま先とひざの方向を同じにして、背すじを伸ばしたまま太ももと床が平行になるまで腰を落とす」とあります。

これをそのとおりに再現することは実はなかなか難しい……。

なかでも難しいのは、腰を落とすときの姿勢でしょう。

背すじを伸ばしたまま安定して腰を落としていくのにはけっこう筋力が必要で、ふだん運動をしていない方や高齢者は背中が丸まり猫背になったり、バランスをくずしたりしてしまいがちです。

一般的なスクワットは背すじを伸ばしたまま腰を落とすのが難しい

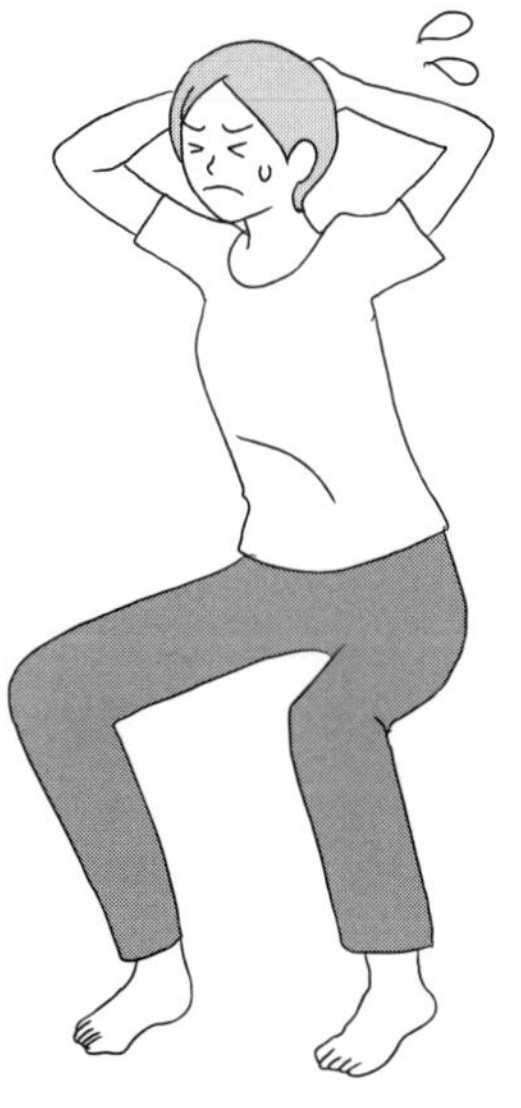

そのため、やる人によってフォームがバラバラになってしまい、うまくできないと腰やひざを痛めたり、転倒したりしてしまう危険性もあります。

一方、ドクターズスクワットはしゃがんでいて立ち上がるという、慣れた動作なので、迷うことが少ないはずです。スクワットの方法を気にしなくても、まっすぐに立ち上がれば自然に正しい方法になるのです。

なお、お尻をどっしりと落としてうまくしゃがめない方もいるでしょう。その場合は、下までお尻を落とさずに、69ページにあるようにイスや台を使えば大丈夫です。

また、立ち上がるときにふらついてしまうなら、イスやテーブルにつかまって行えば楽に立ち上がれますよ。

基本のドクターズスクワットのやり方はありますが、体の状態に応じて負荷を変えられるのもメリットの一つです。

問題点③　続けにくい

「効果的なのはどっち？」
A．スクワットを10回する
B．スクワットを100回する

私がよく、患者さんにする質問です。スクワットを途中でやめてしまう理由に、回数をこなさなければならない、それには時間がかかる、ということがあるでしょう。

確かに、健康効果を得るために、ある程度の回数を行うことは意味があります。ですが、行ううちに、いつしか20回、30回、とやった**回数が目標にすり替わってしまう**ことが起こります。

ということは、先ほどの質問の答えはおわかりですよね？

答えは、Aの10回。

100回スクワットをしようとしたら、キツくて途中から姿勢がくずれて、正しいフォームを保てないはず。

そうすると、効果が出ないどころか、体を痛めることにもなりかねません。

そこで、決めたのは、

・ドクターズスクワットは回数にこだわらない

・短時間でいい

ということです。

時間は、**「1回30秒」**です。どうでしょうか? 30秒では物足りなそうですか?

試しに、1分間やってみてください。かなりキツいと思います。では、10秒にしたらどうでしょうか? これでは、やった感じがありません。**30秒というのは絶妙な時間設定なのです。**

時間がない、めんどうくさいというときでも、「なんとか30秒くらい」と、思いやすいのもポイントです。

問題点④　ひざや腰を痛めやすい

46ページにもありますが、一般的なスクワットはしゃがみ込んだところで筋肉に強いブレーキがかかり、筋肉や腱、関節にまで大きな負担がかかってしまいます。ドクターズスクワットは筋肉にブレーキをかけないので、安心して行えます。

一般的なスクワットは、**背中や腰を丸めて猫背になりがちです。**これも腰に負担がかかり、痛める原因になります。60ページからのやり方のページでも触れますが、下を見ない意識を持つと、自然と背すじがまっすぐになります。ドクターズスクワットは正しいフォームで行えば、腰を痛めずに済みます。

ただし、誤解がないように言っておきますと、通常のスクワットも正しいやり方で行えば、腰やひざを痛めることはありません。筋肉も鍛えることができ、十分な健康効果を得ることができます。

ただ、問題点②で解説したように、「正しいやり方」にたどりつくのが難しいのです。

「整形外科医も誤解」している正しいやり方

「スクワットはしゃがみ込んだとき、ひざがつま先より前に出ないようにしましょう」と言われたり、本やインターネットで見たりしたことがあると思います。

実は、これ、大きな間違いなのです。

スクワットは人気の運動であるがゆえ、間違った情報があふれています。驚くことには、整形外科の学会資料にも、誤って書かれているのです。間違った情報のほうが事実のように広まっていることを、私は危惧しています。

パワーリフティングという競技をご存じでしょうか？　そのなかの種目にスクワットがあるのですが、選手たちは何百キロもあるバーベルを扱います。そしておもしろいように、選手のひざは共通してつま先より少しだけ前に出ています。これこそ、安全に立ち上がるための正しいフォームなのです。

逆に、ひざを前に出さないことに固執すると、つま先が浮いてかかとに重心がかかります。すると、尻もちをつかないようにバランスをとることで腰には大きな負担がかかってしまいます。

ひざの位置は、上半身をどのように傾けるかで変わってくるので、ひとまとめにしてひざをつま先より前に出さないと強調すべきではないのです。

もし、ひざに注意したいのであれば、一つだけ。

関節をねじって痛めないように、つま先と同じ方向を向くようにすることです。

ゴールは「自力で病気を治せる体」

ここまで読んでいただき、なぜ運動不足を解消したほうがいいのか、そのためにはなぜドクターズスクワットが最適なのか、おわかりいただけたでしょうか。

医師の私が、運動を強くおすすめするのには理由があります。

それは**薬物療法や手術が必要な場合も少なからずありますが、すべて医者、病院任せでなく、「自力で病気を治せる体をつくる」という意識も大切だからです。**

そして、それを可能にしてくれるのが運動です。

運動というとハードルが高くなってしまうので、体操と考えたほうがいいかもしれませんね。ラジオ体操も、優れた運動の一種です。

ラジオ体操もおすすめですが、年齢とともに弱りやすい足腰を重点的に鍛えるなら、ドクターズスクワットが最適です。

30秒で済みますし、どこでもできるという手軽さもあります。もちろん、お金もかかりません。

一人で行うのもいいですが、家族や友人と一緒に行えば楽しさが倍増します。相手には負けられないと思うと、根気も続くでしょう。

ドクターズスクワットは、運動不足だと感じているすべての方におすすめですが、すでに足腰の衰えを感じていたり、何かしらの不調があったりするなら、ぜひ積極的に取り組んでもらいたいと思います。

次のページには、今のあなたにとって、ドクターズスクワットがどれくらい必要かがわかるチェックリストがありますので、ぜひお試しください。

何個当てはまる？

ドクターズスクワット必要度チェック

以下のうち、当てはまるものに、チェックを入れてみましょう。A は筋力の衰えに関する質問、B は体の不調に関する質問、C は食生活や栄養の充足度に関する質問、D は生活習慣に関する質問です。

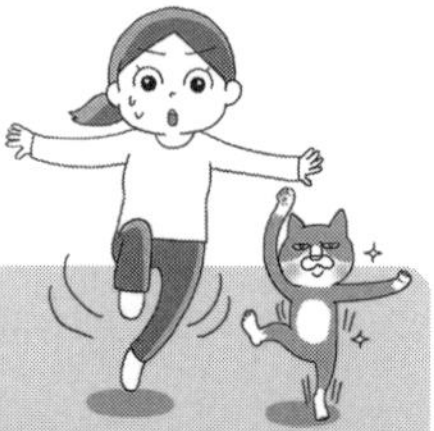

A

- □ 片足で5秒間立っていられない
- □ 何もないところでつまずいたり、滑ったりしたことがある
- □ 若いころより歩くスピードが遅くなった
- □ 若いころより歩幅が小さくなってきた
- □ 15分続けて歩けない

B

- □ 肩こりや腰痛、ひざ痛のいずれかで悩んでいる
- □ 階段の上り下りをすると、ひざや足首の関節が痛む
- □ 夏でも手や足の冷えを感じることが多い
- □ 太りぎみ
- □ 横から見たときにお腹がポッコリ出ている

C

- □ 若いころに比べて、肉や魚などの動物性食品を食べなくなった
- □ 牛乳や乳製品、大豆製品が苦手
- □ 脂っこいものが大好き
- □ ごはんやパン類、麺類をよく食べたり、おかわりをしたりする
- □ 甘い物や甘い飲み物が好き

D

- □ 1日の睡眠時間が7時間以下の日が多い
- □ 睡眠中に何度も目が覚める
- □ 定期的に運動をしていない
- □ 生活時間が不規則で、特に起床時間がバラバラ
- □ ストレスがたまっていると感じる

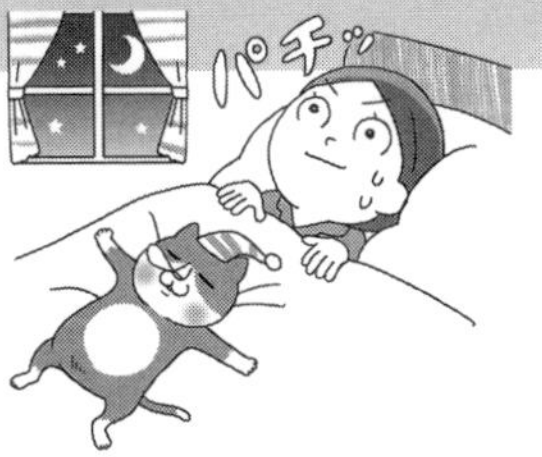

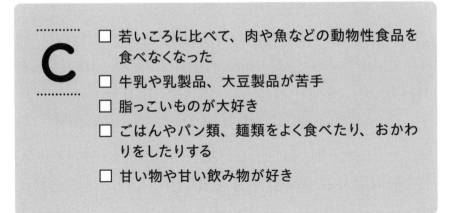

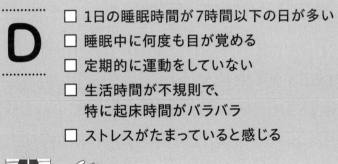

← 結果は次ページをチェック

何個チェックしましたか？

あなたのドクターズスクワット必要度は？

11個以上　必要度 ★★★★★

原因不明の体調不良に見舞われることがあったり、日常生活に支障が出るような肩こりや腰痛、ひざ痛に悩まされることが多くなったりしているかもしれません。

60ページ以降のドクターズスクワットを定期的に行うことに加え、CとDで当てはまった項目の改善にも努めましょう。改善のヒントは5章で解説していますので、参考にしてみてください。

4～10個　必要度 ★★★

病院に行ったり、日常生活に支障をきたしたりするほどではないものの、なんとなく体調が悪いといった日が以前よりも増えてはいませんか？

特にAやBが1つでも当てはまった方は、今すぐドクターズスクワットをしましょう。何も対策を講じることなく過ごしてしまうと、運動に必要な体の機能がうまく働かないロコモティブシンドロームや、全身の筋肉が減少するサルコペニアになる危険性が高まります。また、生活習慣病に罹患するリスクが高まる可能性もあります。

3個以下　必要度 ★★

現状では、健康状態に問題はないと感じているかもしれません。

しかし、AやBで当てはまった項目があるなら、ドクターズスクワットを行えば、健康状態をさらにアップさせることができます。

理想は症状が出てからより、出る前に行うこと。今すぐ開始すれば、さまざまな不調を未然に防ぐことができますよ。

2章

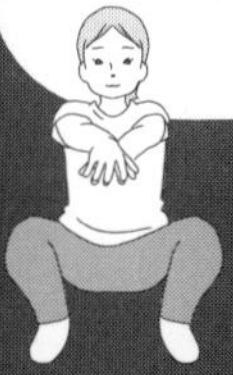

30秒以上やってはダメ！
実践
ドクターズスクワット

ドクターズスクワットは「2つのポーズ」をくり返すだけの簡単な方法

ドクターズスクワットはしゃがんだところから始めます。

ポーズ1 しゃがむ

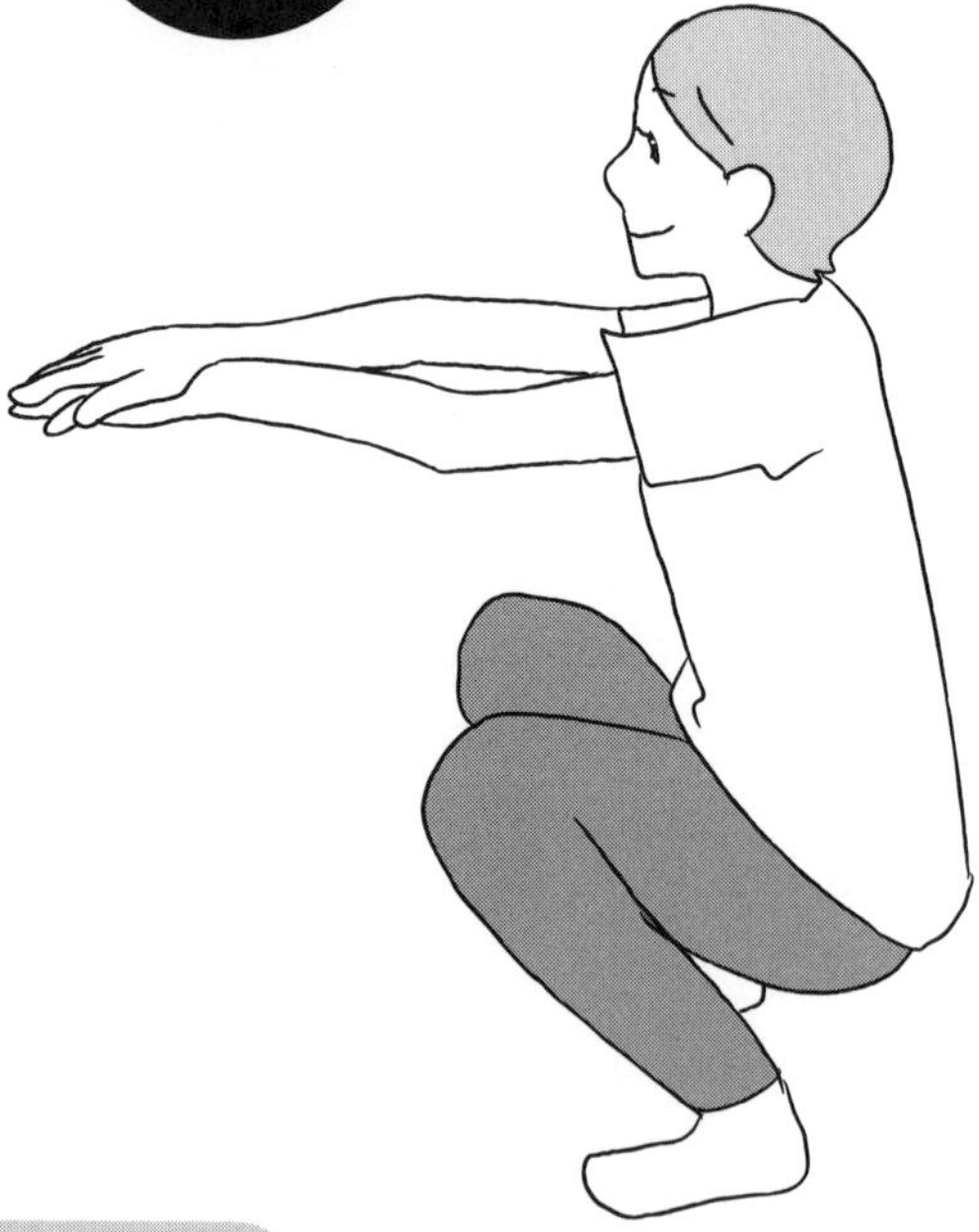

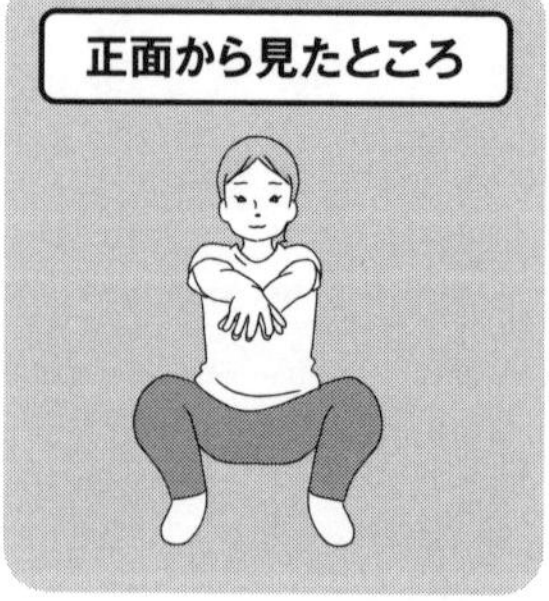

足を肩幅に開きます。
つま先をやや外側に向けます。
両腕を前に伸ばして、
両手のひらは下にして重ねます。
※手のひらはどちらが上でもかまいません。
背すじをまっすぐにします。

「ポーズ❶しゃがむ」から始めます。
「❶しゃがむ↔❷立つ」2つのポーズをくり返します。

ポーズ 2 立つ

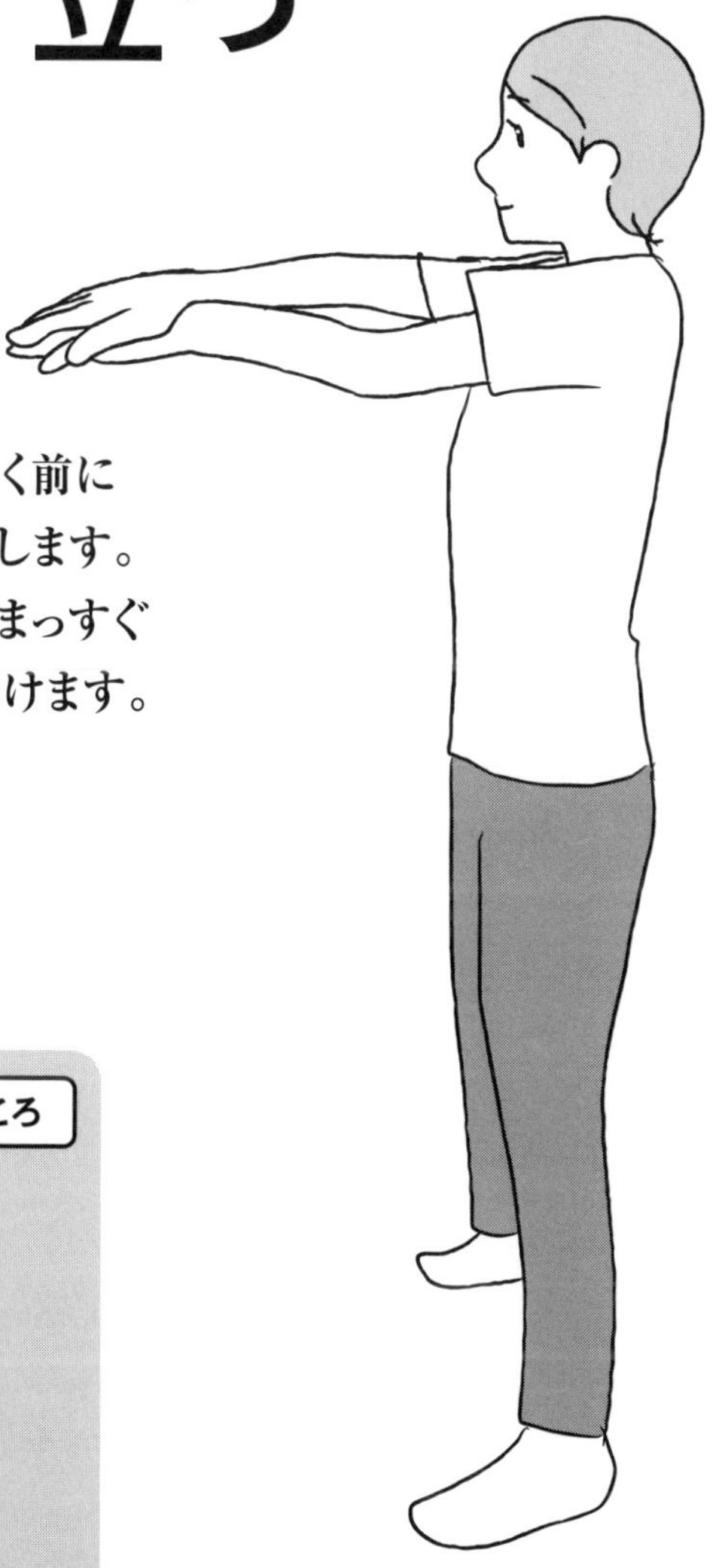

胸を軽く前に
突き出します。
目線はまっすぐ
前に向けます。

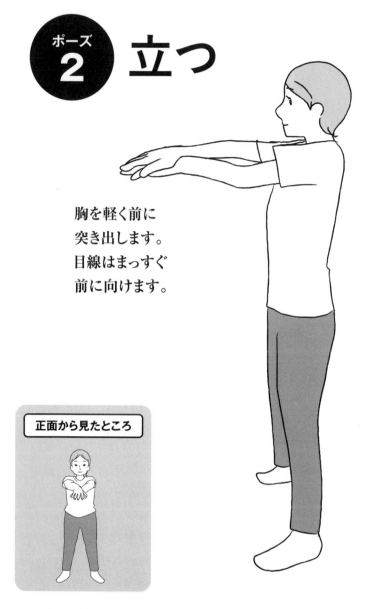

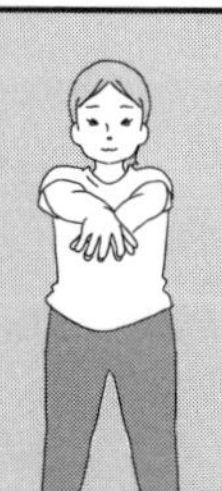

「30秒間」で
2つのポーズをくり返します

ポーズ1 しゃがむ

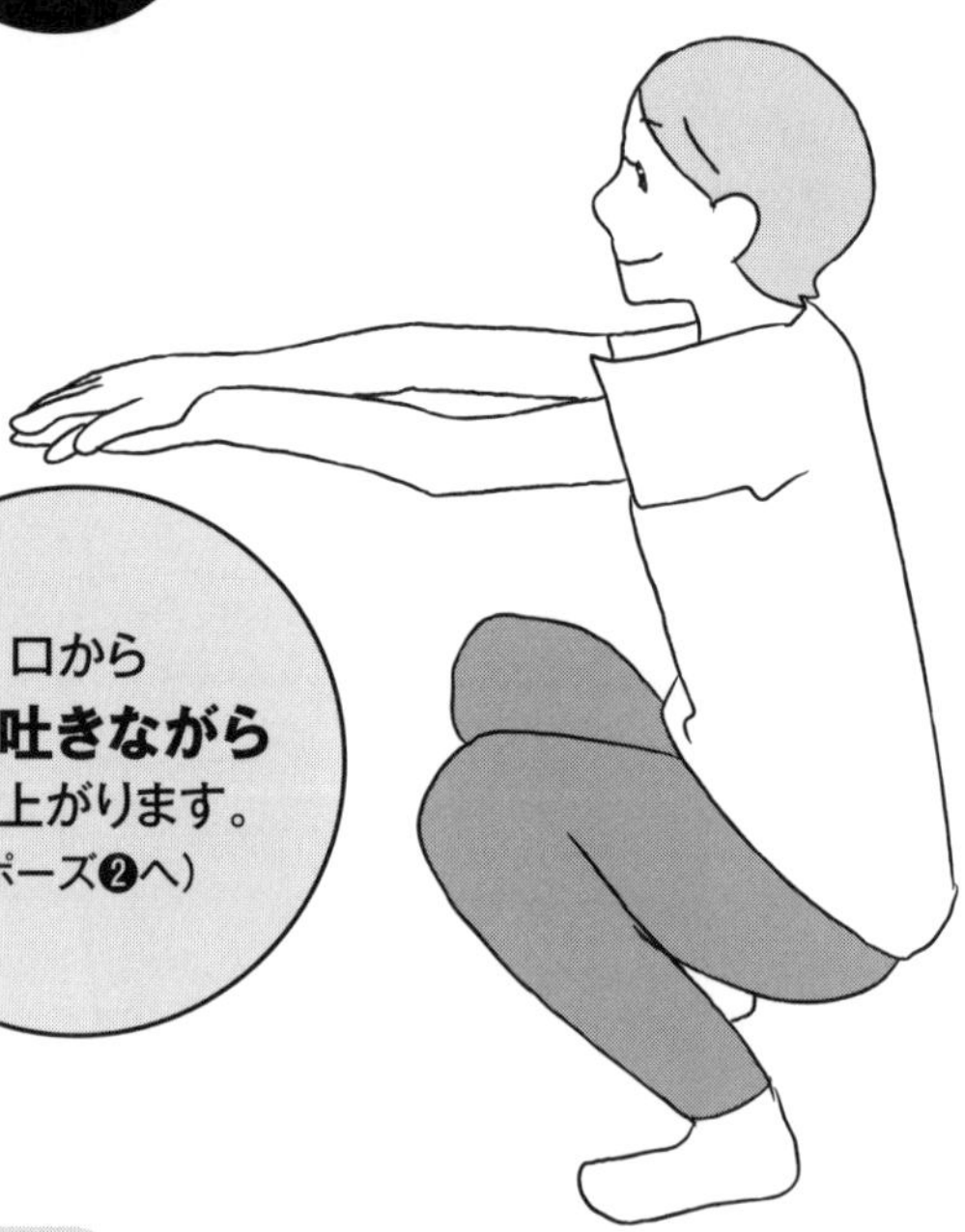

口から
息を吐きながら
立ち上がります。
（ポーズ❷へ）

正面から見たところ

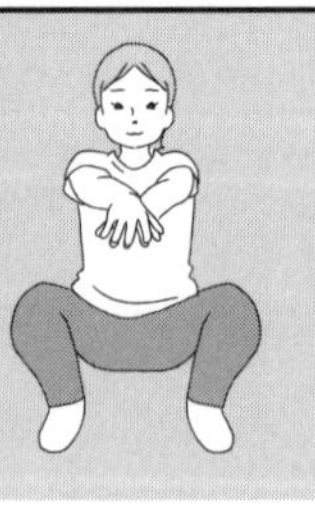

足を肩幅に開きます。
つま先をやや外側に向けます。
両腕を前に伸ばして、
両手のひらは下にして重ねます。
※手のひらはどちらが上でもかまいません。
背すじをまっすぐにします。

「❶しゃがむ→立ち上がる❷立つ→しゃがみ込む」を「30秒間」でくり返します。
ポイントは回数より時間です。30秒以上はやりません。
1回30秒を守れば、1日に何回やってもOKです。

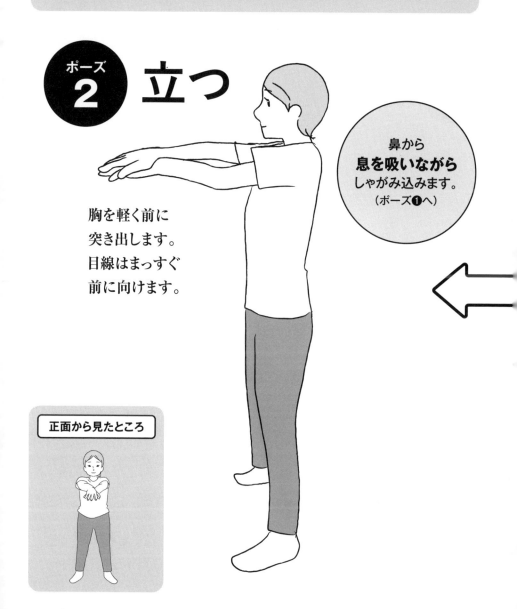

ポーズ 2 立つ

鼻から
息を吸いながら
しゃがみ込みます。
（ポーズ❶へ）

胸を軽く前に
突き出します。
目線はまっすぐ
前に向けます。

正面から見たところ

❶「しゃがむ」ポーズを詳しく見てみましょう

ポーズ1 しゃがむ

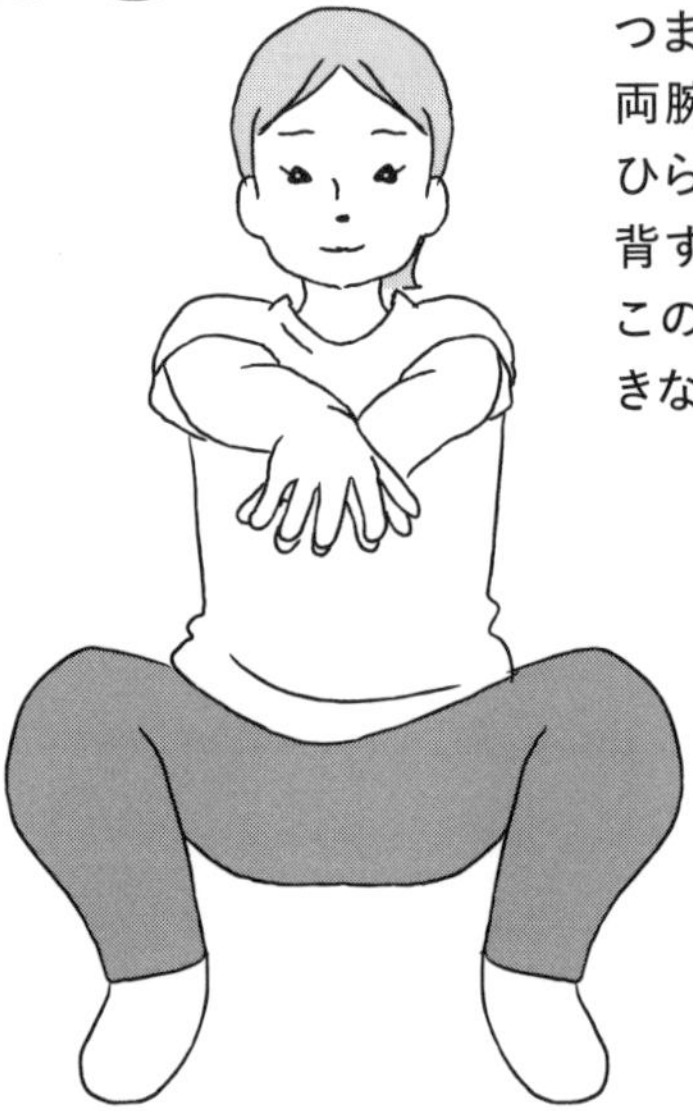

しゃがむときにやるのは

足を肩幅に開きます。
可能な限り深くしゃがみます。
つま先をやや外側に向けます。
両腕を前に伸ばして、両手のひらは下にして重ねます。
背すじをまっすぐにします。
この状態から、口から息を吐きながら立ち上がります。

このポーズの理由

- 足を肩幅に開いて、つま先をわずかに外側に向けてしゃがむと、ひざと股関節に負担がかかりません。
- 腕を前に伸ばして手のひらを重ねると、体の重心が安定して、上半身がふらつきにくくなります。
- 背すじが曲がった状態、つまり猫背になると、ふらついたり、腰やひざを痛めたりしがちです。

ポーズ❶の
ココに注目すると効果的！

つま先と、ひざを同じ方向に向ける

例えば、つま先が外側で、ひざが内側を向いてしまうと関節がねじれて痛みの原因になります。

ひじに力を入れない

ひじを伸ばそうとすると腕に余計な力が入り、バランスをとりにくくなってしまいます。

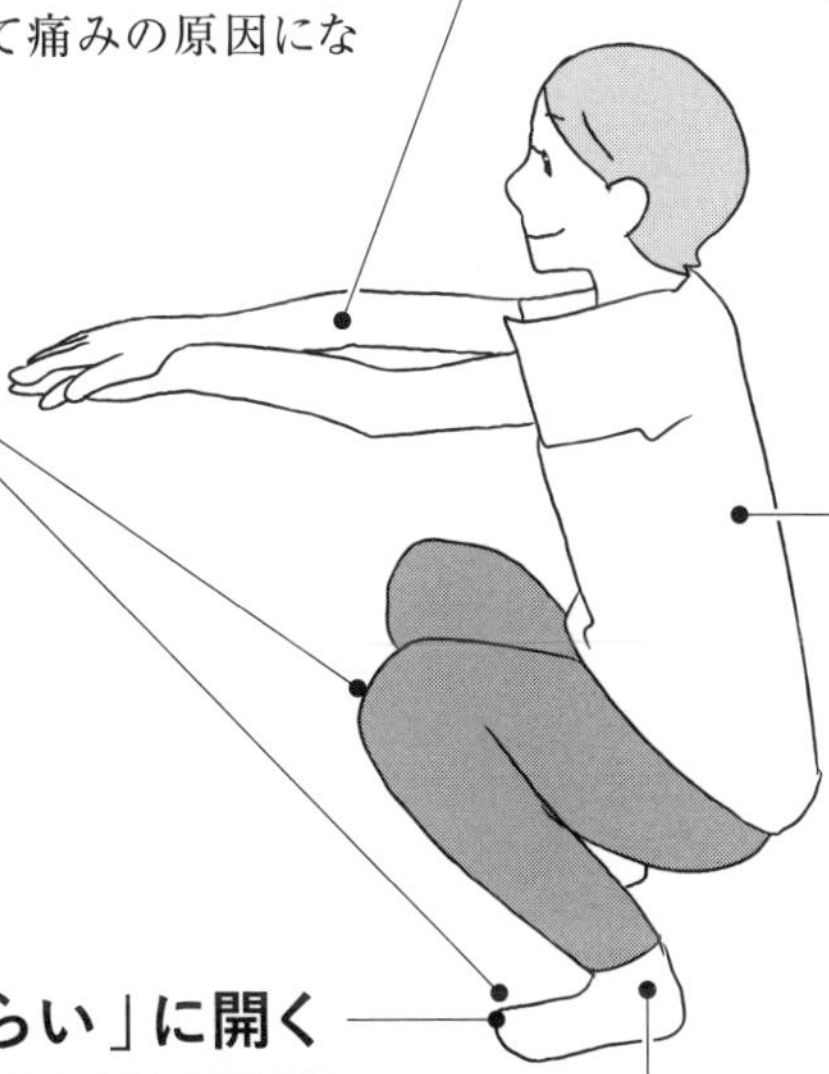

背すじを伸ばす

背すじが曲がって猫背になると、立ち上がるときに前のめりになって、バランスをくずしやすくなります。

つま先は「30度くらい」に開く

「逆ハの字」といってもいいでしょう。人間の股関節の構造から考えて一番自然な角度なので、スムーズにスクワットができます。

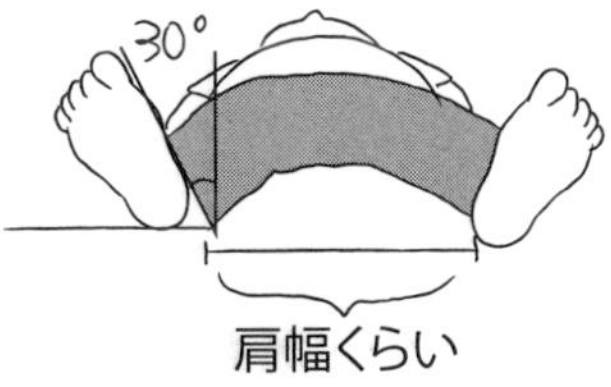

かかとが浮かないようにする

かかとが浮いていると転倒しやすく危険です。足首を痛める原因にもなるので、足の裏は地面にしっかりつけましょう。

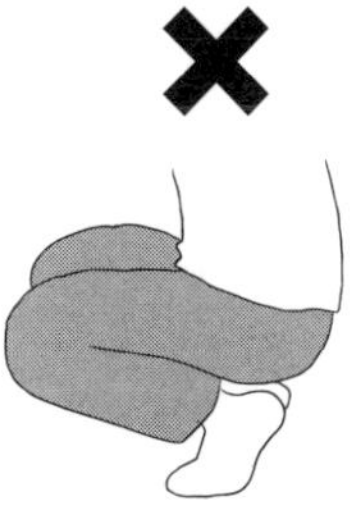

❷「立つ」ポーズを詳しく見てみましょう

ポーズ 2 立つ

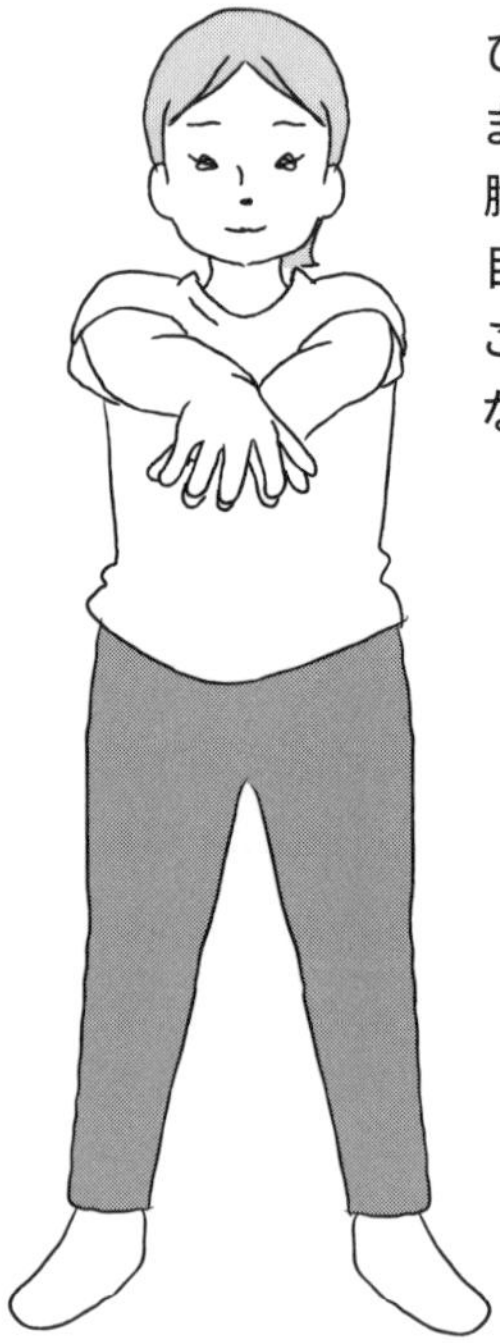

立つときにやるのは

ひざをしっかりと伸ばして立ちます。
胸を軽く前に突き出します。
目線はまっすぐ前に向けます。
この状態から、鼻から息を吸いながらしゃがみます。

このポーズの理由

・背中が丸まったり、逆に反らせたりすると、腰を痛めるだけでなく、スクワットの効果が出にくくなります。胸を前に軽く突き出すと、ちょうどよい塩梅《あんばい》で背すじが伸びます。

・目線が下を向いたり、上を向いたりすると、重心が安定せず、ふらつきやすくなってしまいます。

ポーズ❷の
ココに注目すると効果的！

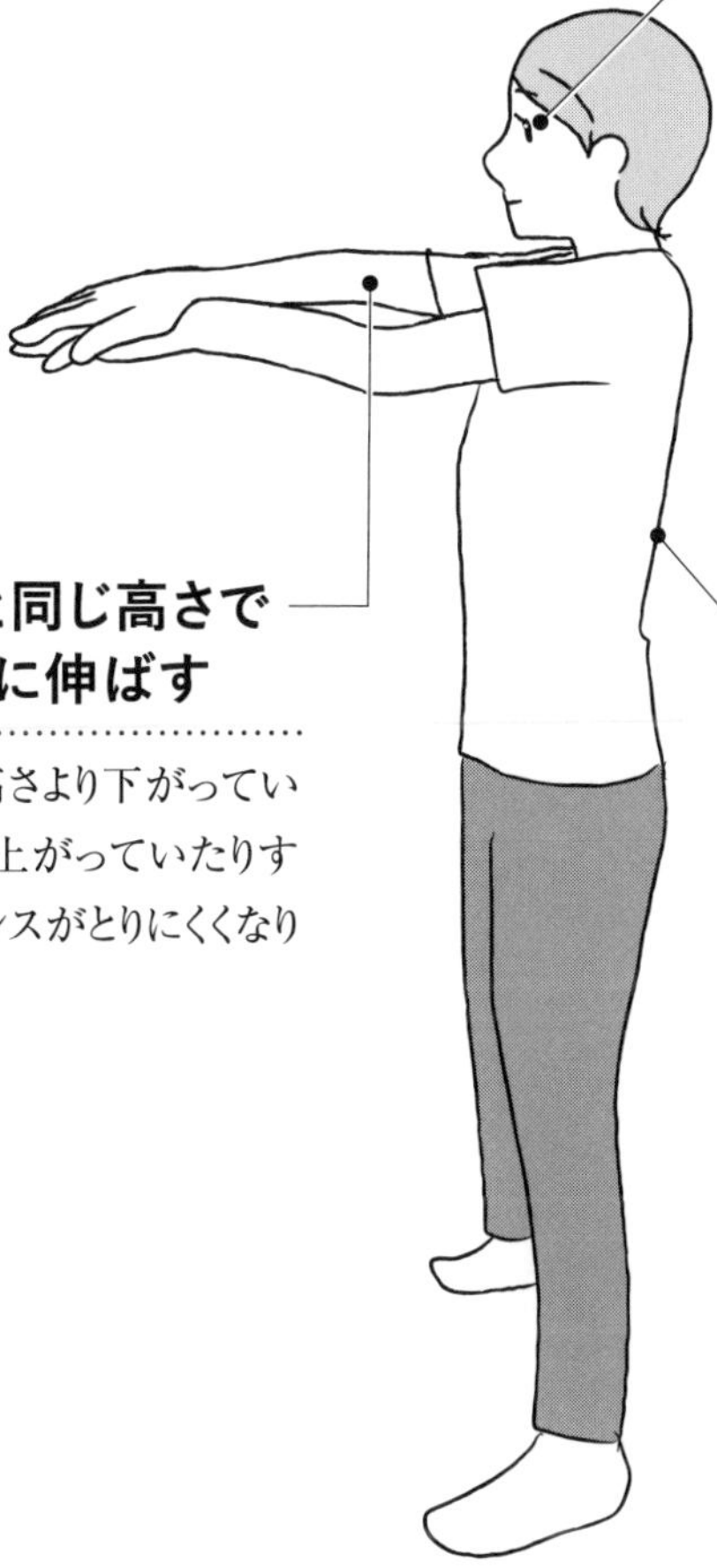

目線はまっすぐに

目線をまっすぐにすると猫背にならず、まっすぐに立ち上がれます。

腕は肩と同じ高さでまっすぐに伸ばす

腕が肩の高さより下がっていたり、逆に上がっていたりすると、バランスがとりにくくなります。

背すじを伸ばす

背すじが曲がって猫背になると、しゃがみ込むときに前のめりになってバランスをくずしやすくなります。

こんなときはどうする ❶

かかとが地面から浮いてしまうときの対処法

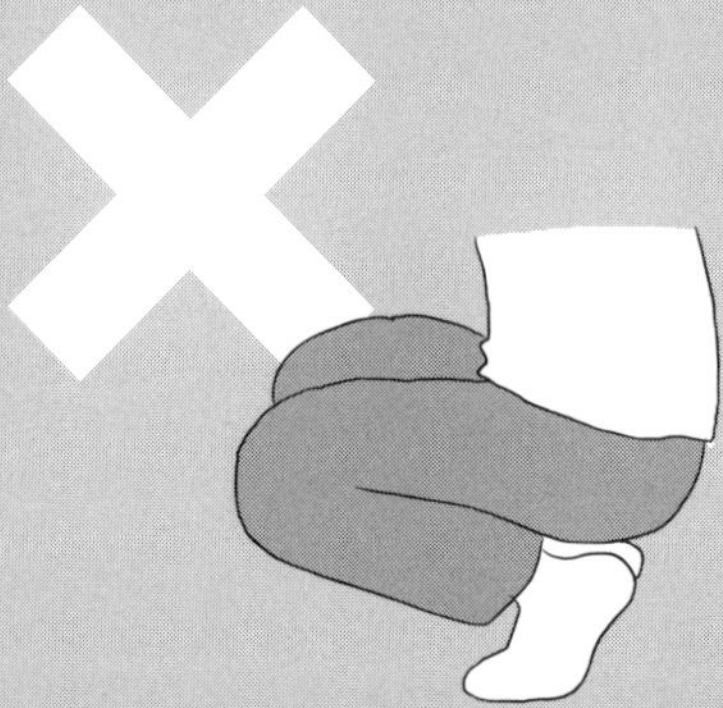

かかとが浮いている

しゃがんだときに、かかとが浮いて地面との間に隙間がある状態。足首の関節が硬いために浮いてしまうのですが、このまま立ち上がると体のバランスをくずしてころびやすいので危険です。

こんなときは……

▼

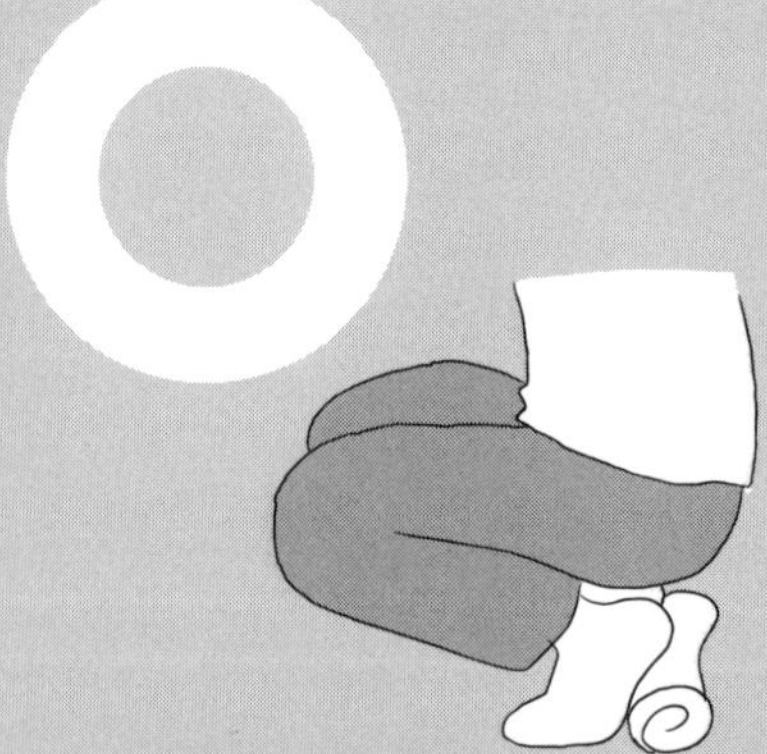

タオルをかかとの下に入れて浮かないようにする

かかとの下に丸めたタオルや新聞紙を入れて、隙間をなくします。

かかとが浮く人は、重心が体の中心ではなく後ろにありがちです。

タオルを使ってかかとを持ち上げると重心が体の中心に補正されて、ふらつきにくくなります。

こんなときはどうする ❷

後ろに倒れそうなときの対処法

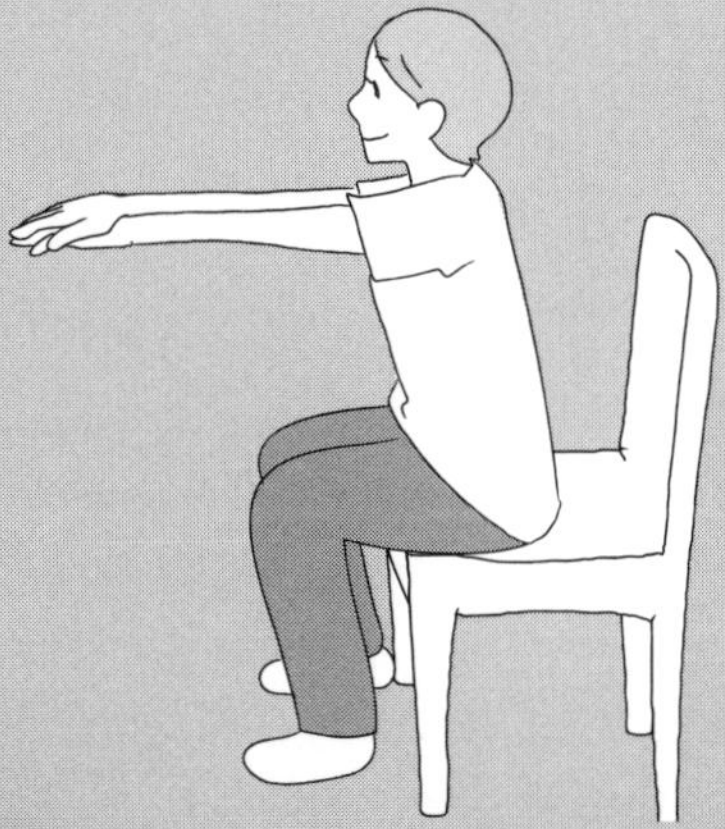

低めのイスに座る

お尻を下まで落としてしゃがむと、後ろに倒れそうなときは、少し低めのイスか台に座って行います。

立ち上がる

▼

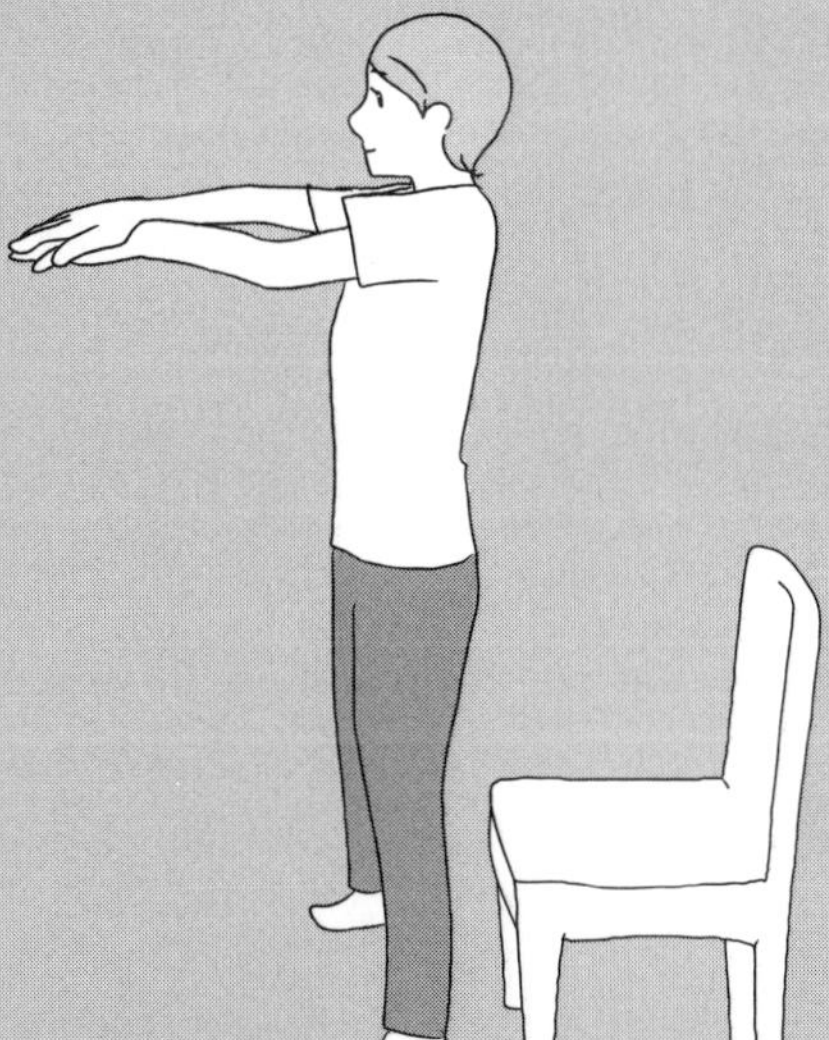

「低めのイスに座る↔立つ」をくり返す

イスや台を使いますが、やり方は62〜63ページのドクターズスクワットと同じです。

こんなポーズになっていませんか？

つま先とひざの方向がバラバラ 猫背、反り腰はダメ

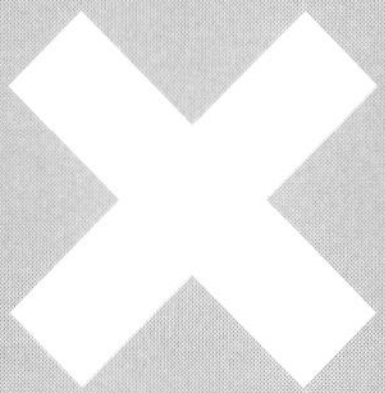

つま先とひざの方向がバラバラ

しゃがんだときに、ひざとつま先が同じ方向を向いていることが大事です。

例えば、つま先を30度に開いたとしても、ひざが内側を向いていたらダメ。効かせたい筋肉に十分な刺激を与えられないどころか、関節をねじって痛める原因になります。

「つま先とひざが同じ方向」になっているか確認しましょう。

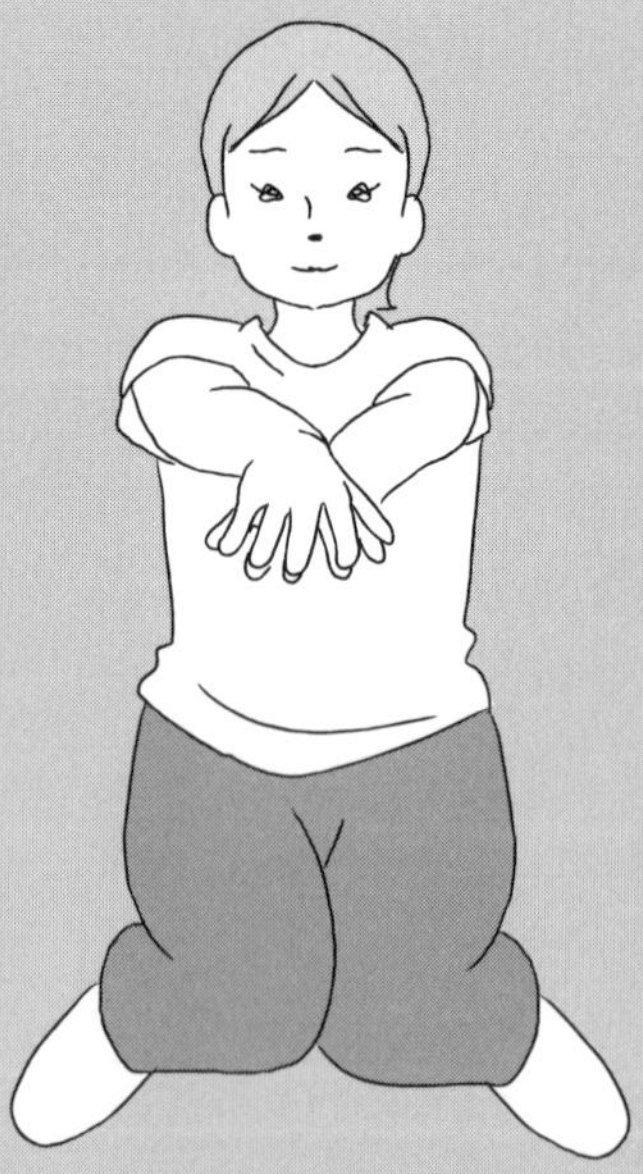

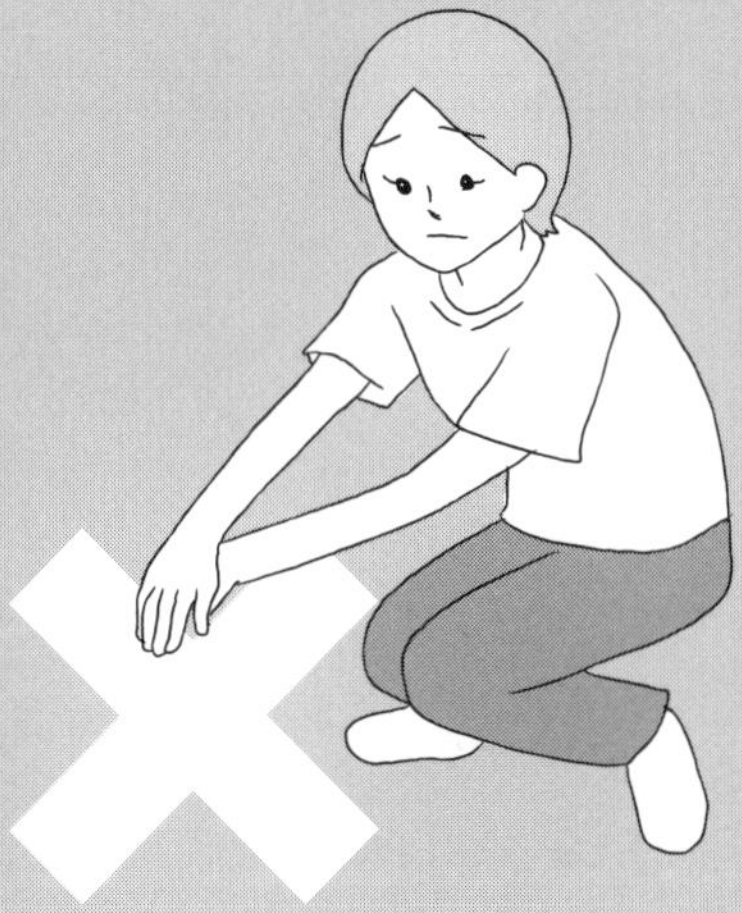

背中が丸まっている

背中が丸まって猫背になると、バランスをくずしやすいだけでなく、効かせたい筋肉に十分な刺激が与えられなかったり、腰やひざを痛めやすくなったりします。

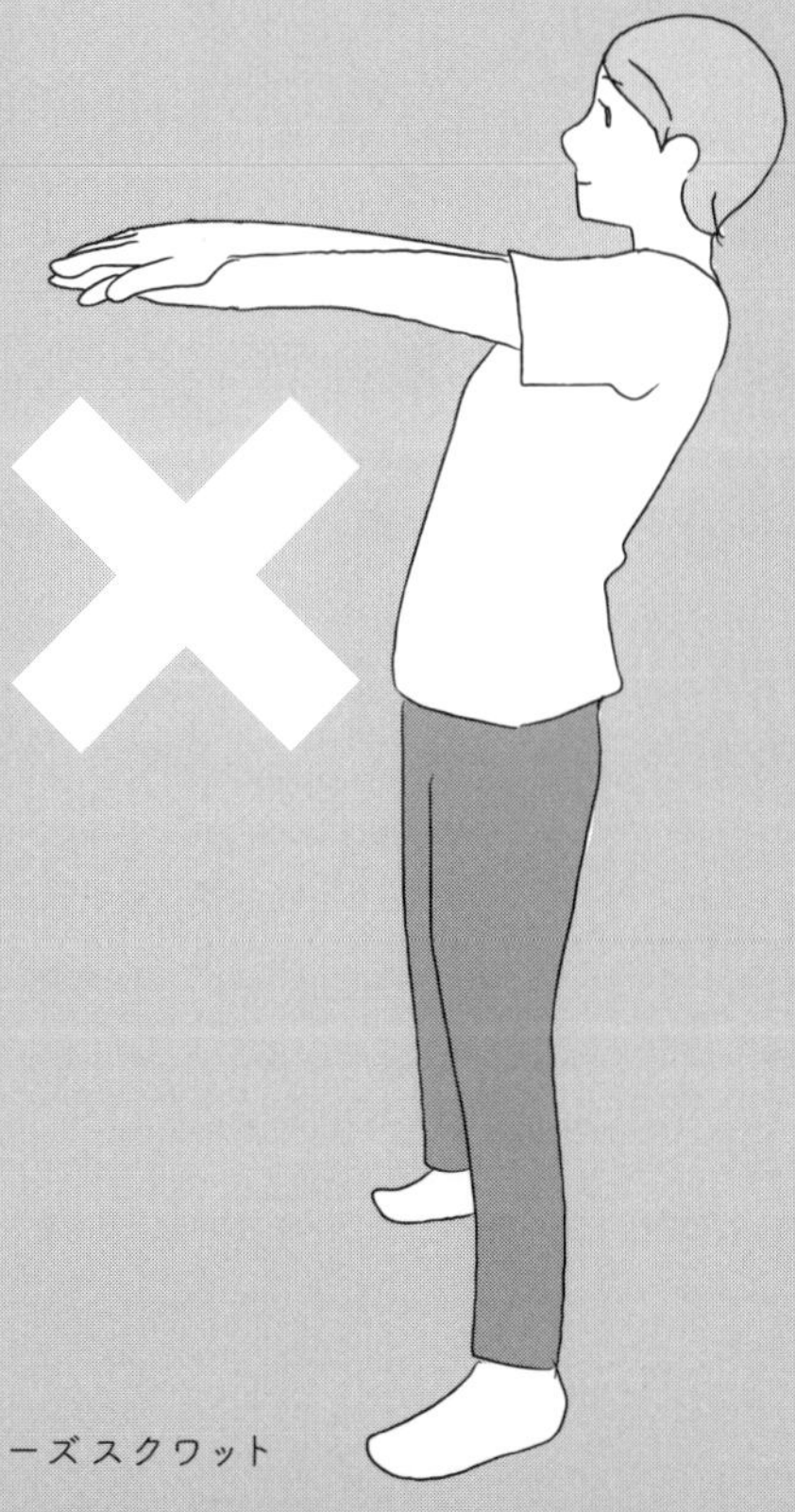

腰が反っている

立ち上がるときに、背すじを伸ばそうとするあまり腰を反らせていませんか？腰痛の原因になるので、要注意です。目線を正面に向けると、まっすぐ立ち上がれます。

ドクターズスクワット「やり方のまとめ」

ドクターズスクワットをやってみて、いかがでしたか？　やり方のおさらいをしてみましょう。

■「しゃがむ」と「立つ」をくり返します

しゃがんだ状態がスタートです。「しゃがむ↓立ち上がる↓立つ↓しゃがみ込む」というのが、一連の動作です。

■1回にやる時間は30秒です

30秒間で「しゃがむ↕立つ」をくり返します。30秒以上はやりません。途中で休んでもかまいませんが、30秒たったら必ず終了します。

■回数より30秒という時間が大切です

30秒間で何回やるかにこだわる必要はありません。リズミカルにくり返すと10回程度になりますが、5回でも12回でもかまいません。あなたのペースでくり返しましょう。

■1日に1回30秒行います

1日1回行うことを目標にしましょう。もし物足りなければ、2回以上やってもかまいません。回数に決まりはありません。30秒という時間だけは必ず守ります。

次のページからは、筋力が弱めの人向けのドクターズスクワットをご紹介します。

「立ち上がるのがキツい」なら ひざに手を当てると楽にできる

ひざに手のひらを当てて立ち上がると楽になります。座っている状態から立つときに、テーブルなどに手をつくと楽ですよね。テーブルの代わりに自分のひざを支えにするイメージです。

ポーズ 1 しゃがむ

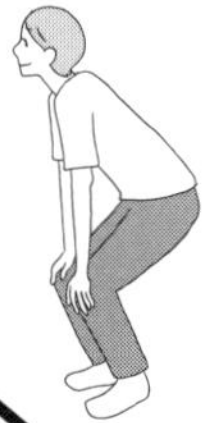

立ち上がる途中

手のひらは、立ち上がるときに自然とひざから離れます

口から
息を吐きながら
立ち上がります。
（ポーズ❷へ）

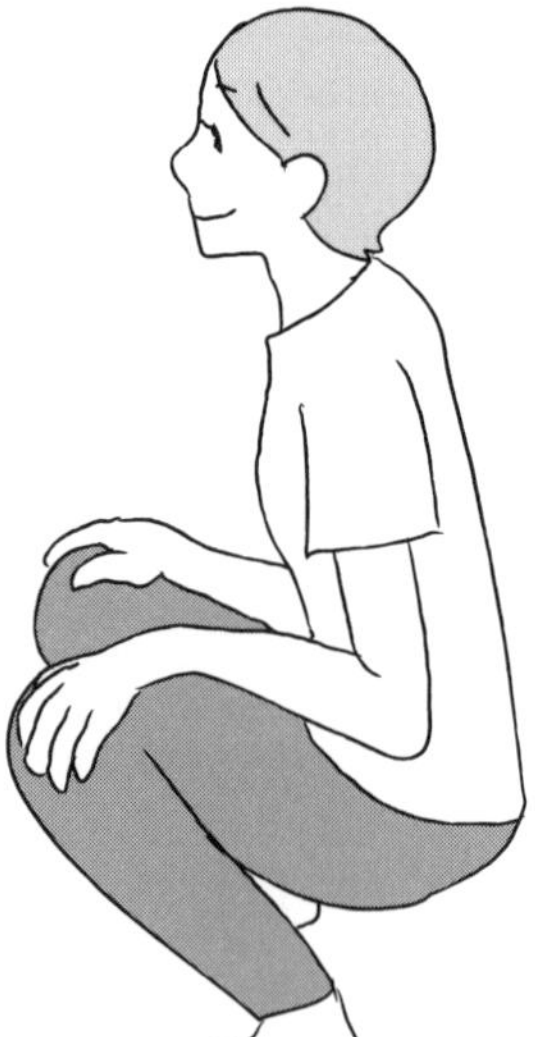

足を肩幅に開きます。
つま先をやや外側に向けます。
手のひらをひざに当てます。
右手は右ひざ、左手は左ひざの上です。
背すじをまっすぐにします。

手のひらをひざに当てて行います。
「❶しゃがむ↔❷立つ」2つのポーズを「30秒間」でくり返します。
ポイントは回数より時間です。30秒以上はやりません。
1回30秒を守れば、1日に何回やってもOKです。

ポーズ 2 立つ

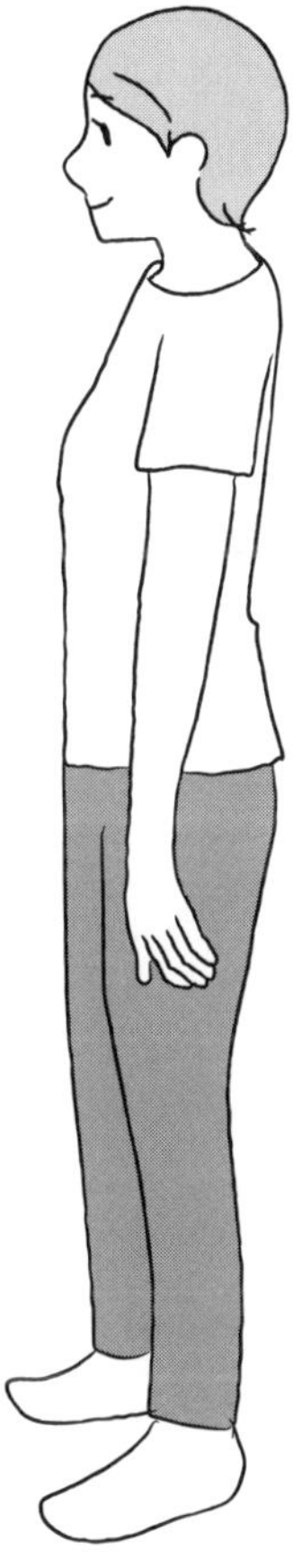

胸を軽く前に
突き出します。
目線はまっすぐ
前に向けます。

鼻から
息を吸いながら
しゃがみ込みます。
（ポーズ❶へ）

しゃがむ途中

手のひらは、しゃがむ途中でひざに当てます

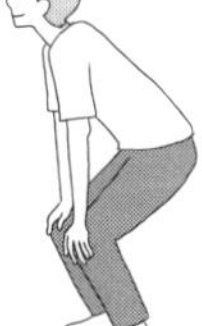

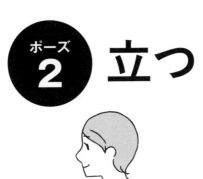

「足元がふらつく」なら
イスにつかまって
行うと安定する

足元がふらついたり、立ち上がるのが大変だったりするならイスやテーブルにつかまっても大丈夫です。**つかまるのは、片手だけでも、両手でも、どちらでもかまいません。**

ポーズ 1 しゃがむ

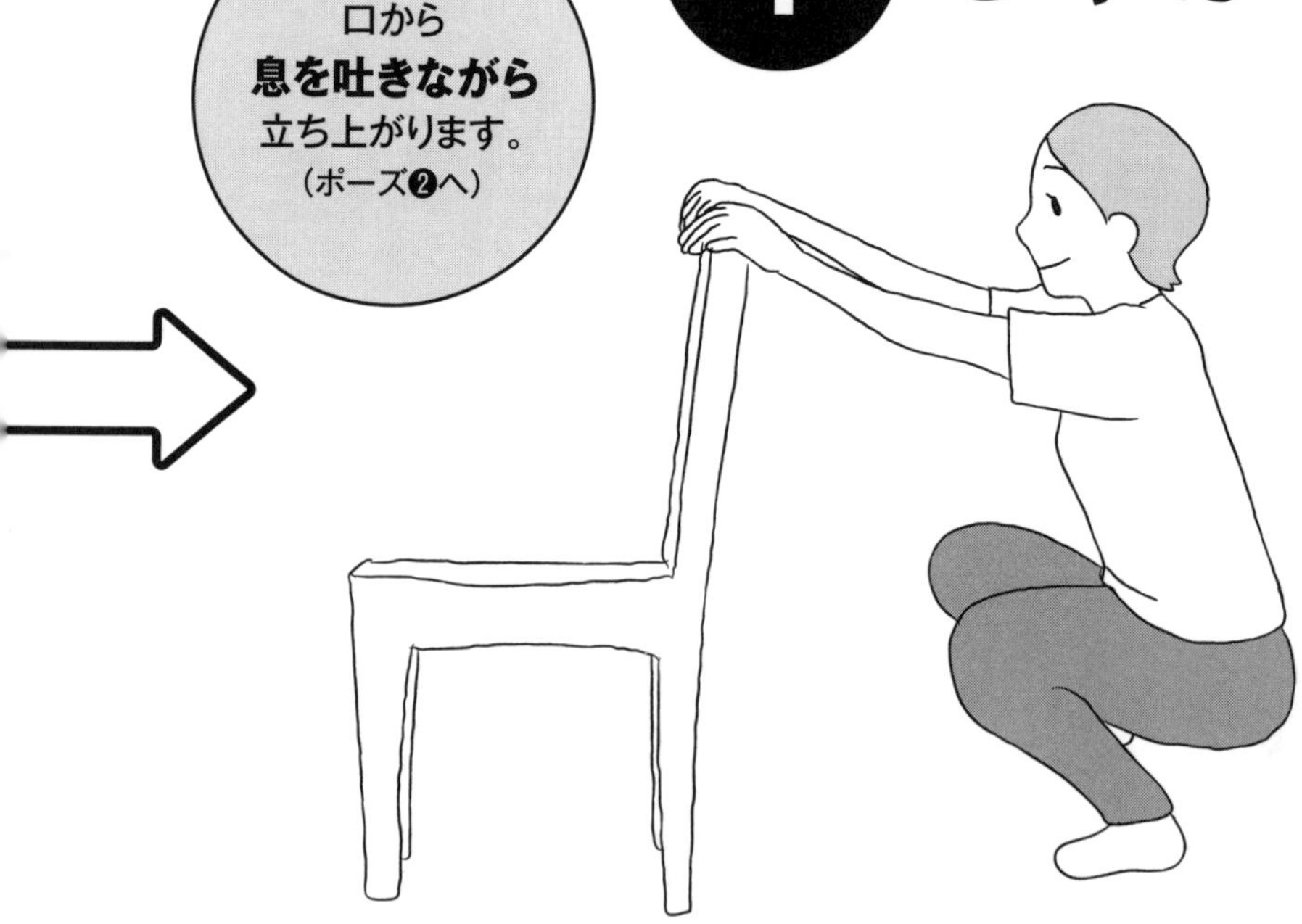

口から
息を吐きながら
立ち上がります。
（ポーズ❷へ）

足を肩幅に開きます。
つま先をやや外側に向けます。
両腕を前に伸ばして、イスの背につかまります。
手のひらは重ねません。背すじをまっすぐにします。

「❶しゃがむ↔❷立つ」2つのポーズを「30秒間」でくり返します。
ポイントは回数より時間です。30秒以上はやりません。
1回30秒を守れば、1日に何回やってもOKです。

ポーズ2 立つ

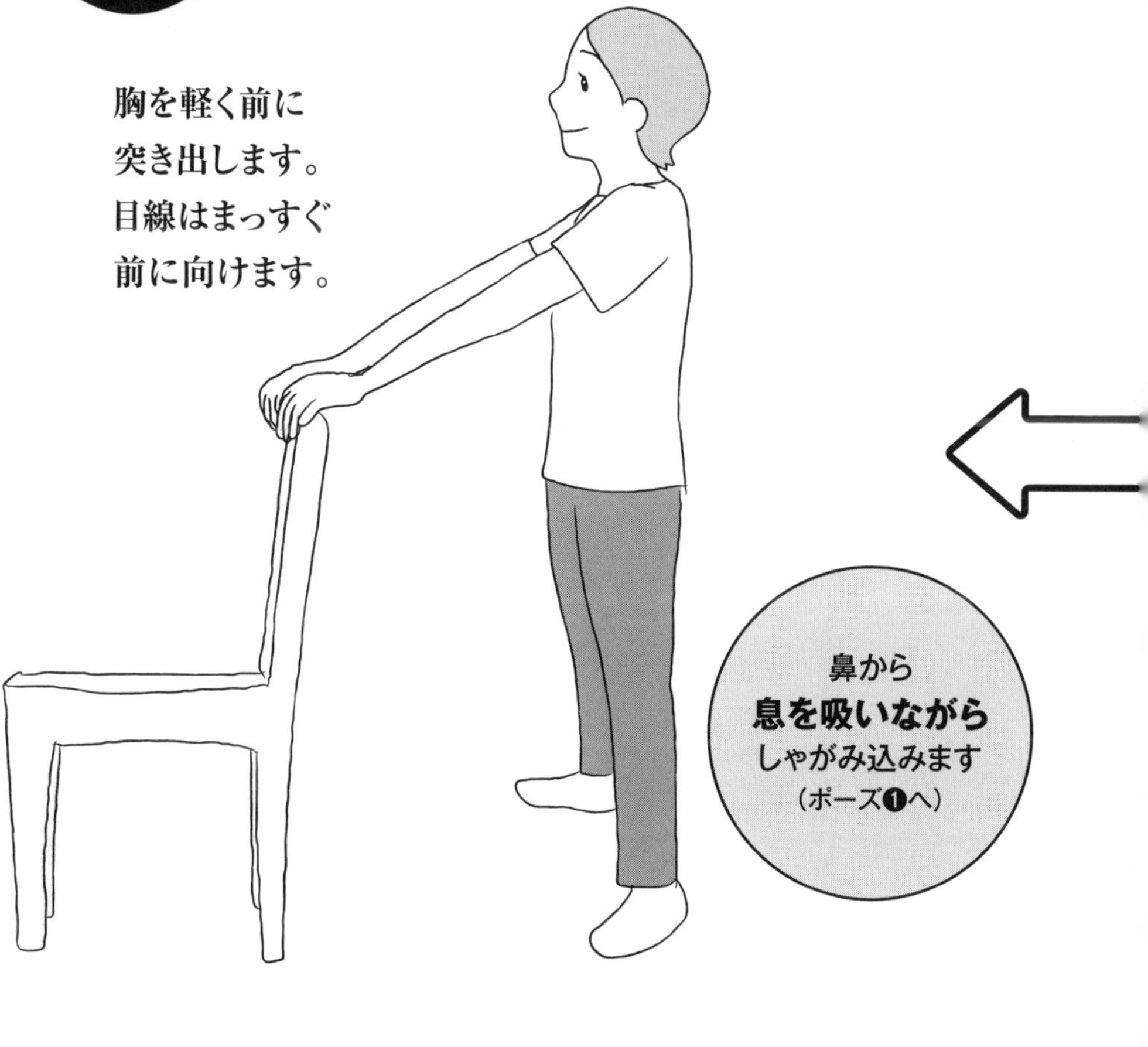

胸を軽く前に
突き出します。
目線はまっすぐ
前に向けます。

鼻から
息を吸いながら
しゃがみ込みます
（ポーズ❶へ）

「高血圧、ひざ痛、腰痛の人」は必ずこのスクワットを！

■高血圧の場合

いきんで筋肉に力を入れる動作や運動は、一時的に血圧が上昇します。したがって、**最高血圧が140㎜Hg、最低血圧が90㎜Hg以上の高血圧の方はできるだけ「いきまずに行える運動」をすることが必要です。**ドクターズスクワットは比較的いきまず行えますが、80ページからの「テーブルスクワット」なら、よりいきまずに済むので安心です。ただし、

・健康診断で高血圧と診断されている

・降圧剤を飲んでいる

という方は、スクワットの前に血圧を測定し、最高血圧が160㎜Hg以上あったら、医師に相談してから行ってください。

■ひざ痛の場合

ひざが痛くてしゃがめない場合は、まず「テーブルスクワット」（80ページ）を。太ももの前側にある大腿四頭筋が鍛えられることで、痛みが緩和されていきます。

変形性膝関節症などの既往歴があっても、テーブルスクワットは問題なく行えます。

■腰痛の場合

テーブルスクワットは、立ち上がるときに上半身の体重を腕で支えます。そのため、腰から上の部分への負担が軽く、腰が痛い方でも楽にできます。

ヘルニアなどの既往歴があったとしても、強い痛みがあるような急性期といわれる状態のとき以外は行ってもかまいません。

通院中の場合は医師に相談のうえ行っていただきたいのですが、**痛みがあるから運動を行ってはいけないと考えるのは間違いです。**逆に、運動をしないと筋肉がどんどん落ちてしまい、症状が悪化して慢性化してしまいます。ただし、テーブルスクワットを行って痛みがひどくなるようなら、いったん中止してください。

「テーブルスクワット」は 2つのポーズをくり返します

テーブルスクワットは、イスに座りテーブルに腕を置いて行います。

ドクターズスクワットと同様、2つのポーズをくり返します。

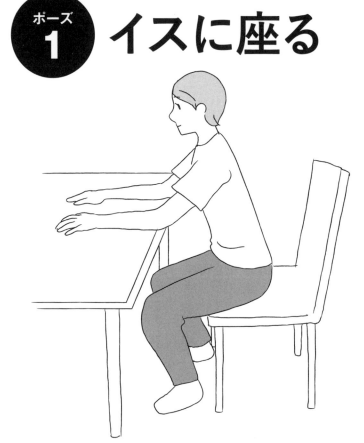

ポーズ1 イスに座る

足を肩幅に開きます。

つま先をやや外側に向けます。

手のひらを下にして、腕をテーブルに置きます。

両ひじをテーブルにつきます。

「ポーズ❶イスに座る」から始めます。
「❶イスに座る↔❷腰を上げる」2つのポーズをくり返します。

ポーズ2 腰を上げる

手のひらからひじで、上半身の重みを支えます。
背すじは必ずまっすぐにします。
顔はまっすぐ前を向きます。

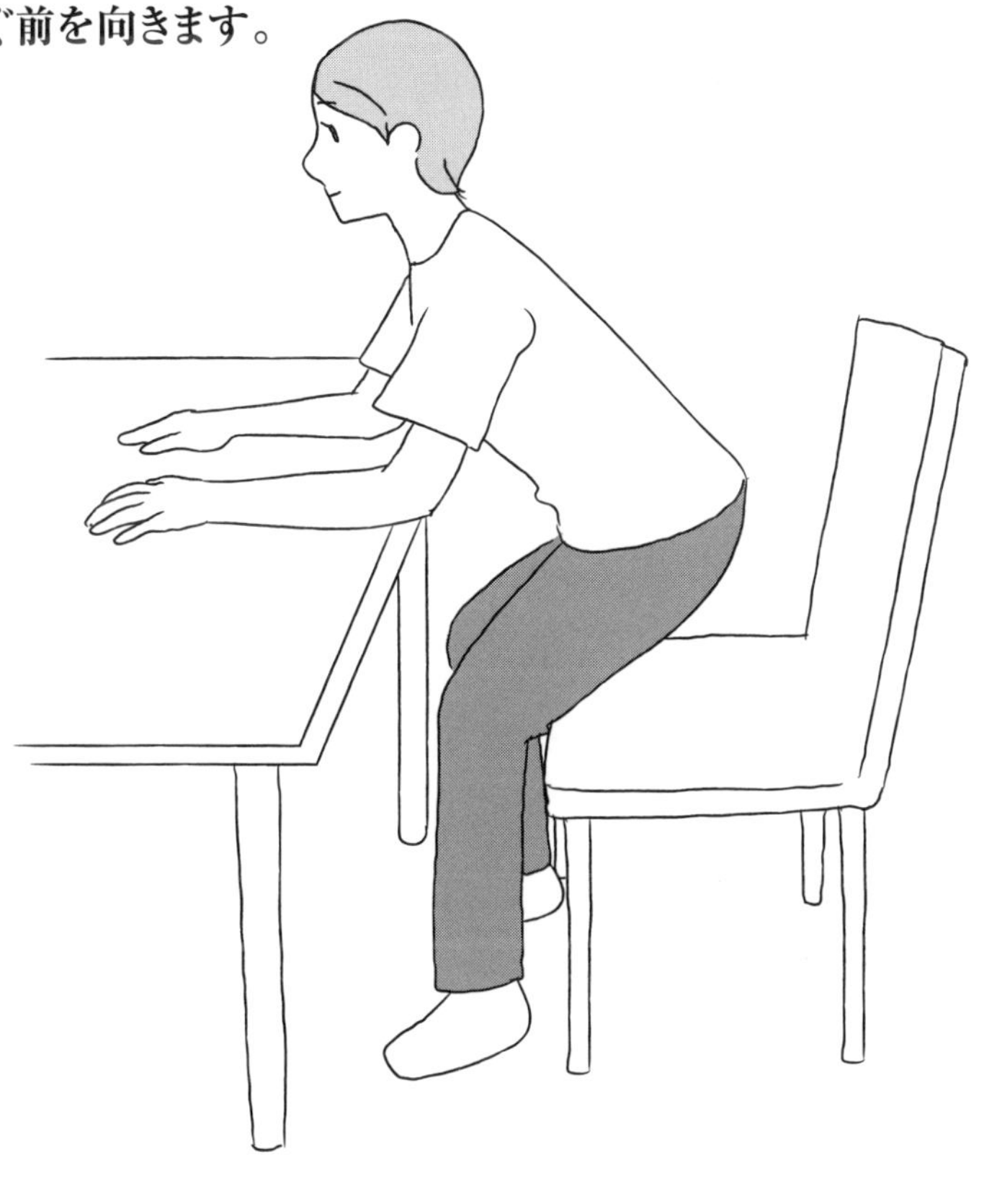

テーブルスクワットは上半身の重さを腕で支えるから負担が軽い

ひざを曲げてしゃがまないのでひざが痛いときでもできます。

ポーズ 1 イスに座る

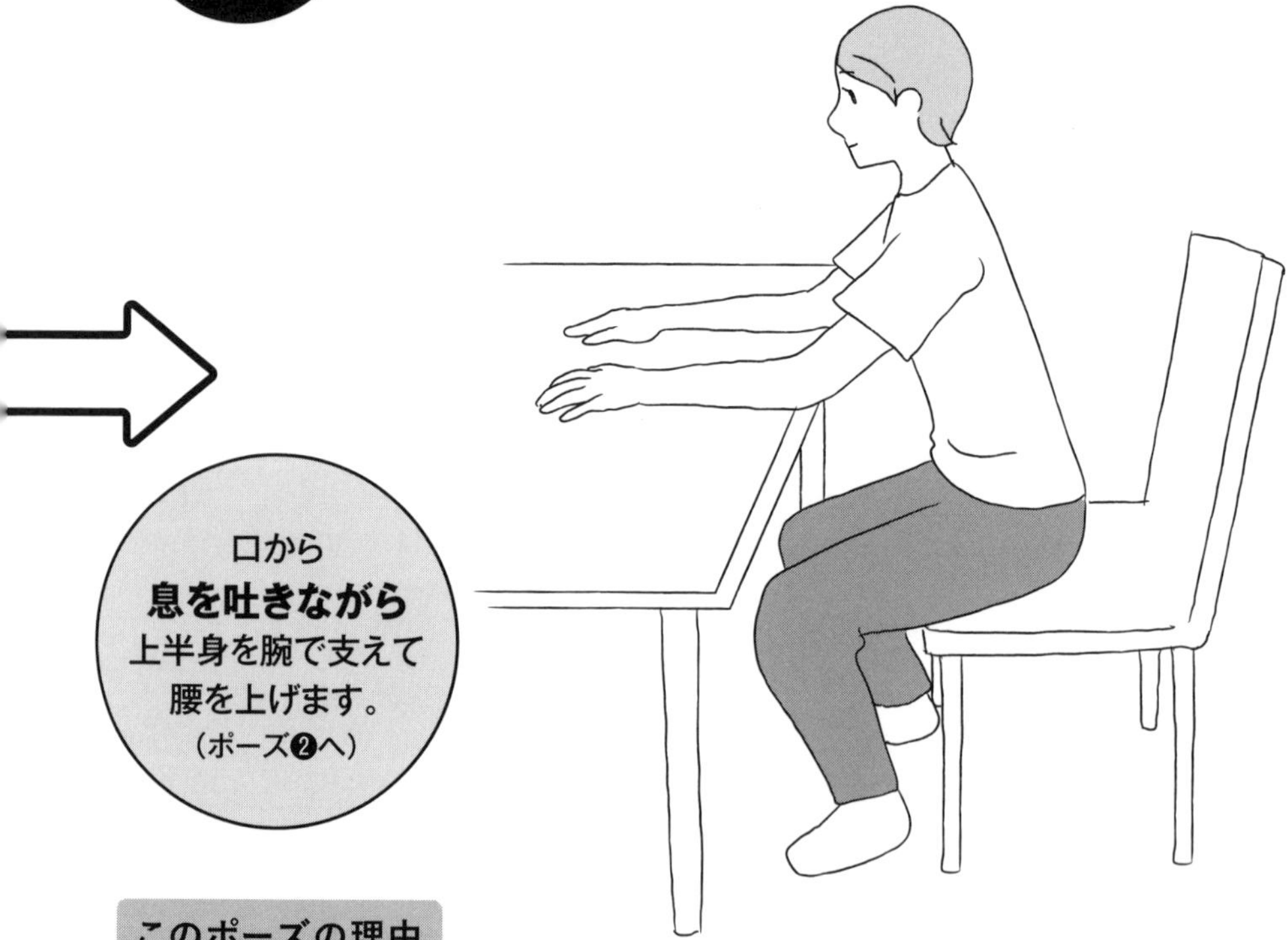

口から
息を吐きながら
上半身を腕で支えて
腰を上げます。
（ポーズ❷へ）

このポーズの理由

・上半身の重さを腕で支えて腰を上げるので、体への負担が軽くなります。
・しゃがまないので、ひざを大きく曲げる必要がありません。
・いきまずにできるので、血圧の高い方にも安心です。

「❶イスに座る→❷腰を上げる」2つのポーズを「30秒間」でくり返します。ポイントは回数より時間です。30秒以上はやりません。

1回30秒を守れば、1日に何回やってもOKです。

イスに座るときはドスンと座らず、なるべくゆっくり座りましょう。

ポーズ 2 腰を上げる

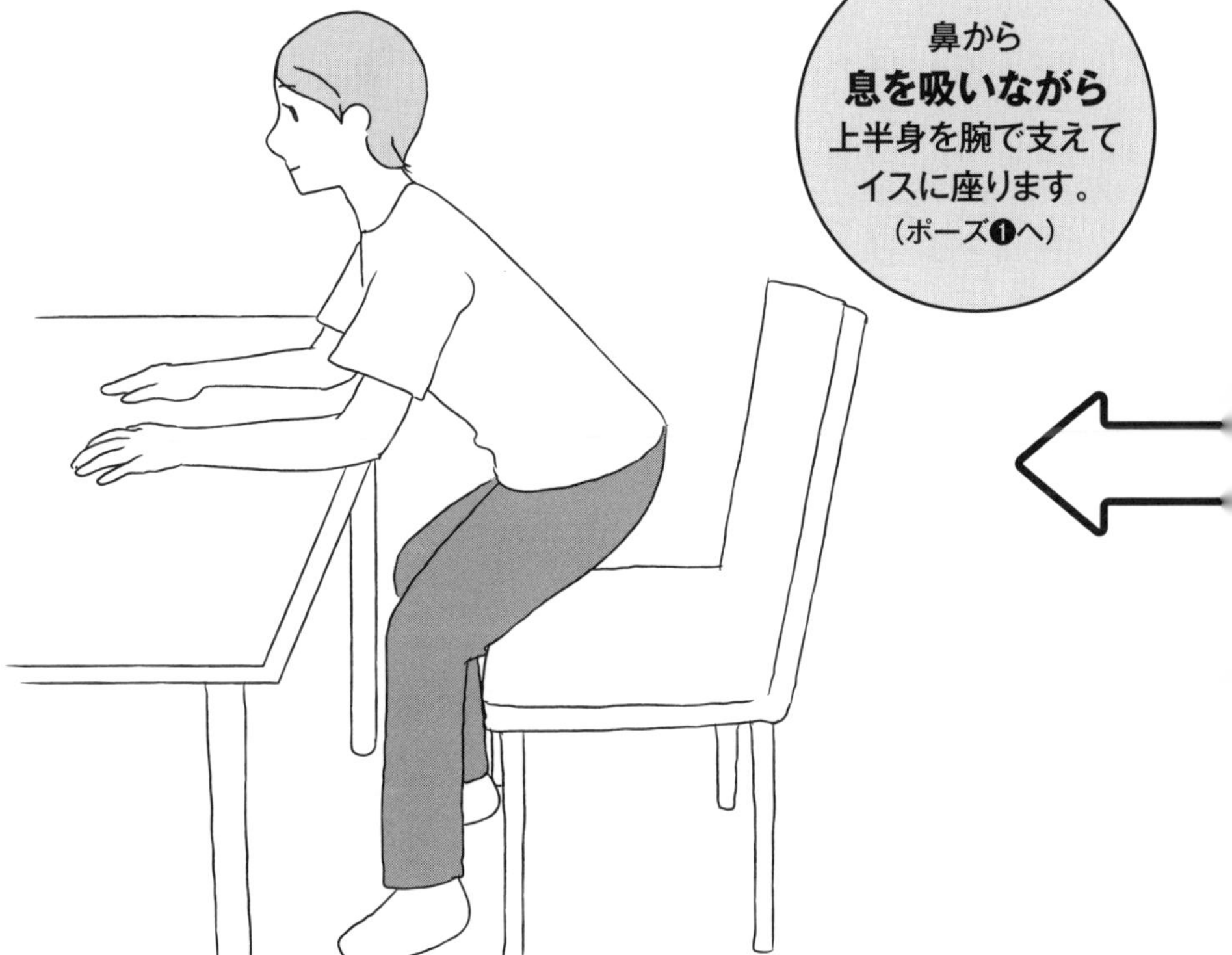

鼻から
息を吸いながら
上半身を腕で支えて
イスに座ります。
（ポーズ❶へ）

このポーズの理由

・目線を斜め下にすると猫背になりやすいので、必ず顔をまっすぐ前にします。

ドクターズスクワット、こんなときどうする？

しゃがむと後ろに倒れそうになったり、立ち上がるときにふらついたりしてしまうときは？

↓かかとの下にタオルを入れるとふらつきが防げます。

しゃがむときにかかとの下に丸めたタオルなどを置いて、かかとを高くします。すると、体の重心が少し前に移動して後ろに倒れにくくなり、立ち上がるときもふらつかなくなります。68ページでご紹介しているのでご覧ください。

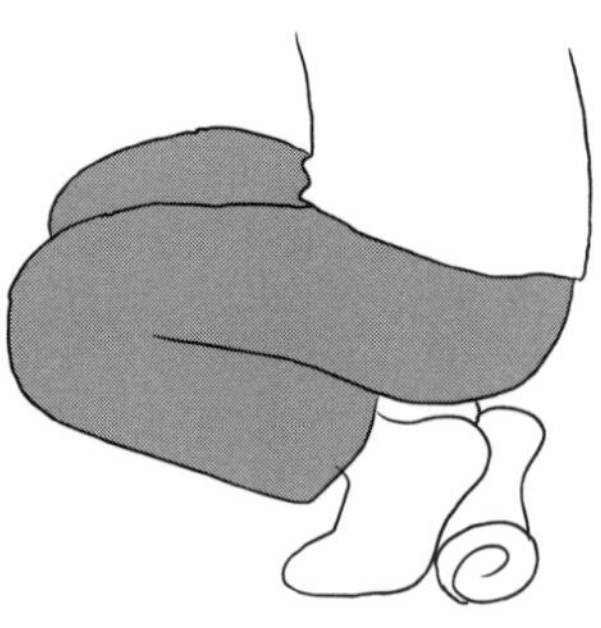

「背すじをまっすぐにしたまま立ち上がる」という感覚がわかりません。

→壁に向かってドクターズスクワットをしてみましょう。

背すじが丸まった猫背の状態で立ち上がると、筋肉への刺激が分散して、効果が薄れてしまいます。猫背を防ぎ、背すじをまっすぐにしたまま立ち上がるときのコツは、**「立ち上がるときに目線をまっすぐ前に向ける」**。

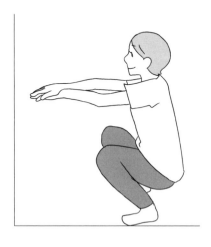

壁に向かってしゃがみ、手の先と壁との距離を一定にするようにして立ち上がるとわかりやすいと思います。

手の先が壁に近づくようなら、背中が丸まり、まっすぐ上に立ち上がれていない証拠です。

立ち上がるときに、「ヨイショ！」と勢いをつけてもいいですか？

→勢いをつけても悪くはないのですが、効果が薄れてしまいます。

勢いをつけて反動で立ち上がるよりも、ゆっくり立ち上がったほうがたくさんのエネルギーを消費します。また、勢いをつけて立つと、ひざや足首の関節に大きな負担がかかるだけでなく、効かせたい筋肉への刺激が不十分になり、効果が薄れてしまいます。勢いをつけないと立ち上がるのがキツい場合は、以下の2つの方法を試してみてください。

①ひざに手を置いて両手でひざを押しながら立ち上がる（74ページのやり方）
②イスやテーブルにつかまって立ち上がる（76ページのやり方）

30秒の間にくり返す回数を増やそうとすると、どうしても勢いをつけがち。ドクターズスクワットは「量より質」と考えましょう。

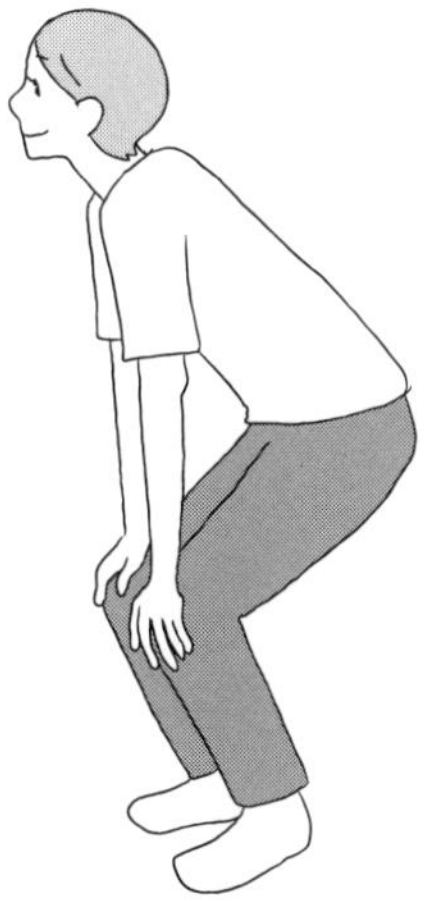

ひざに手を置いて両手でひざを押しながら
立ち上がるとキツくない

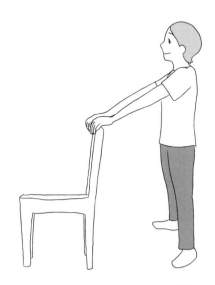

イスやテーブルにつかまれば関節に
過度な負担がかからない

スクワットをするとき、呼吸はどうしたらいいですか?

→立ち上がるときに口からフーッと息を吐き、しゃがむときに鼻から息を吸いましょう。

・息を吐く→筋肉に力が入りやすくなる
・息を吸う→筋肉がゆるんでリラックスした状態になる

筋肉には、こんな性質があるので、それを意識するとスクワットの効果を上げられます。

ドクターズスクワットをする際、しゃがんだ状態から、**立ち上がるときに口からフーッと息を吐きましょう。**筋肉に力が入り、立ち上がりやすくなります。

息はしっかり吐き出すように意識します。

しゃがみ込むときには、鼻から息をしっかりと吸います。

※呼吸を止めると頭がふらついたり、血圧が急に上がったりすることがあるため注意しましょう。

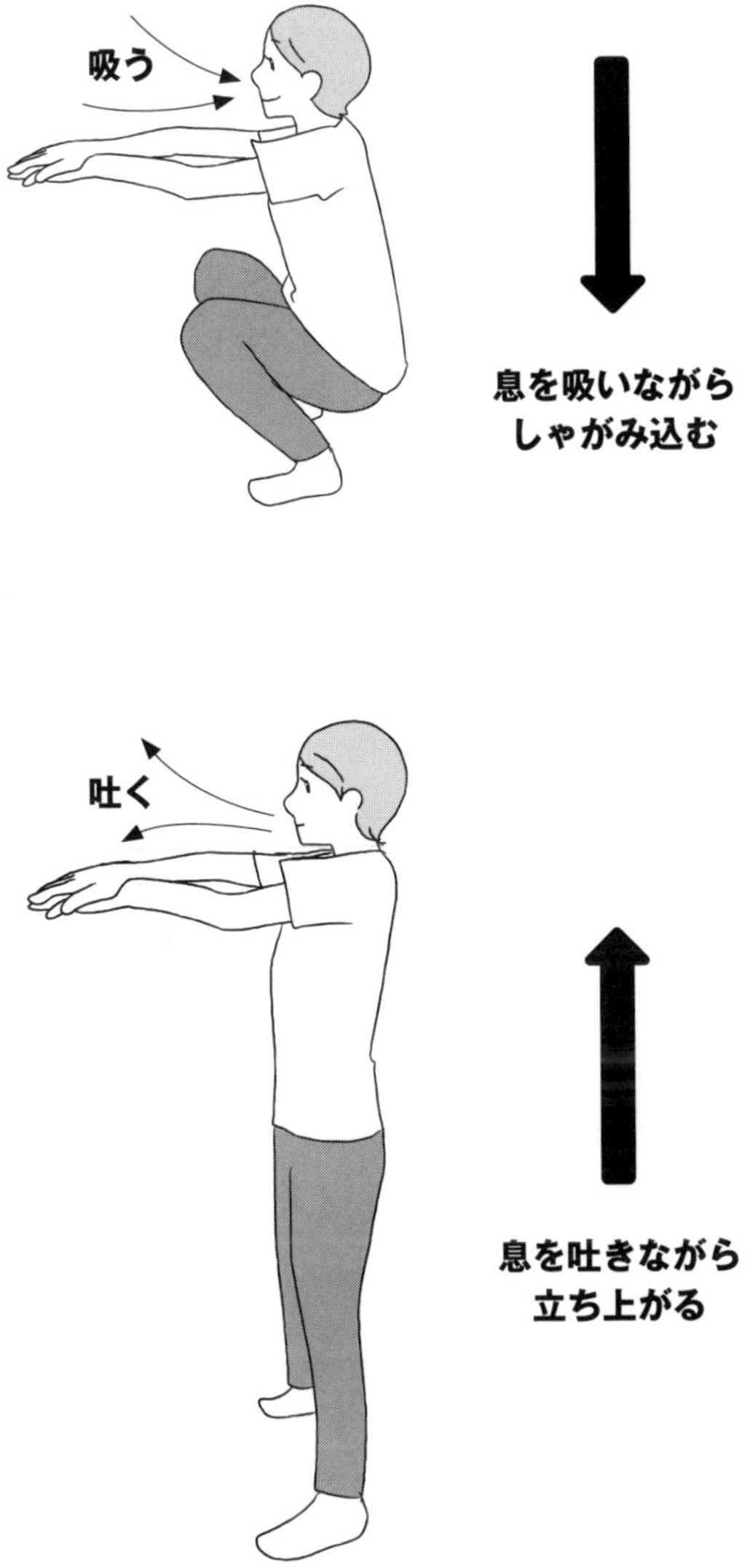
吸う
息を吸いながら
しゃがみ込む
吐く
息を吐きながら
立ち上がる

ひざが痛くてしゃがめません。
→座って行う「テーブルスクワット」もおすすめです。

ひざの痛みが強くしゃがめないときは、「テーブルスクワット」をしましょう。詳しいやり方は80～83ページにありますが、**イスに座って行うので、ひざをあまり曲げずに済みます。**

継続すると、徐々にひざの動きを支える筋肉がついてきます。するとしだいに痛みが軽減するはずです。

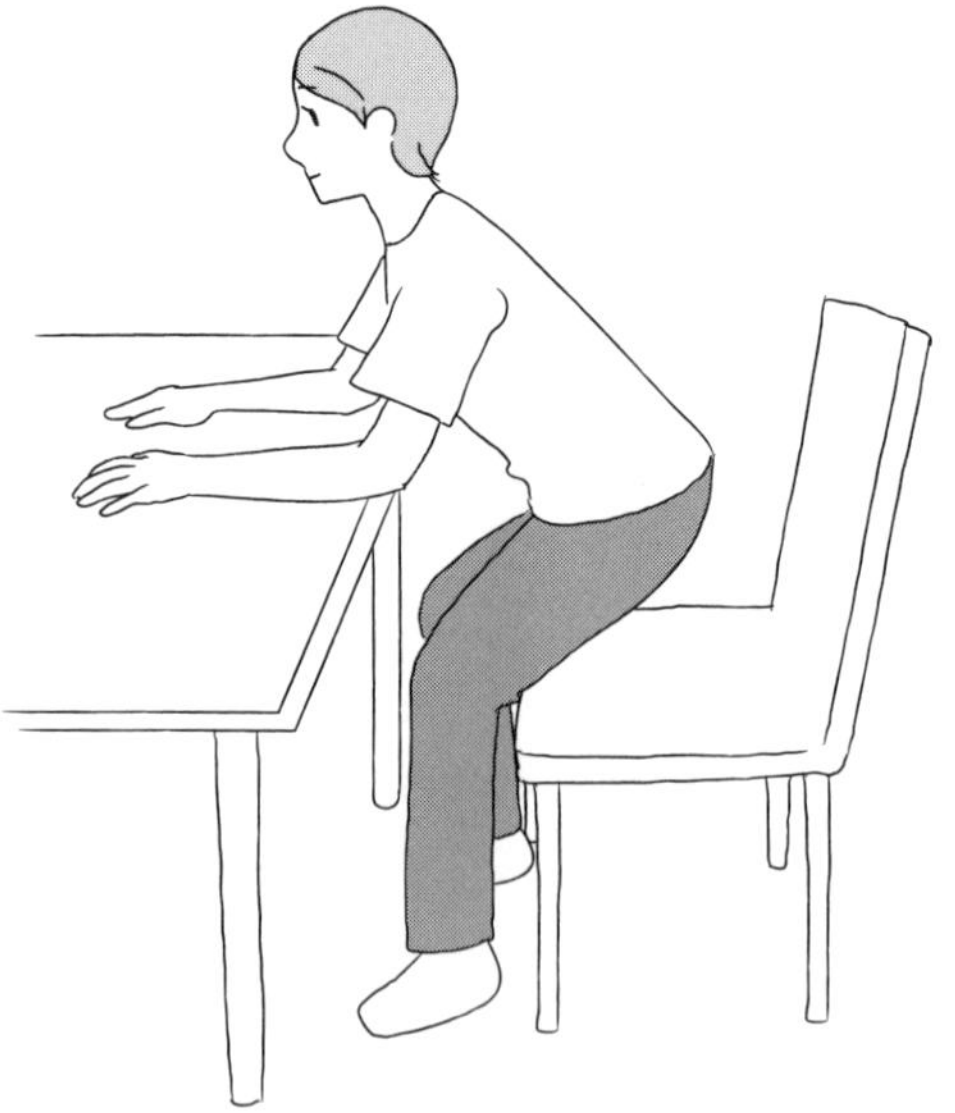

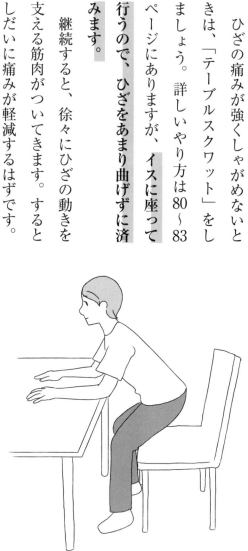

ひざをあまり曲げないので、ひざ痛の方にもおすすめ

スクワットの後にひざや腰が痛くなったのですが、やめたほうがいいですか？

↓正しい方法で行えていますか？　まずは確認してください。

正しい方法で行えていないのが、主な原因だと考えられます。60〜71ページを見ながら、

- **肩幅より足が閉じてせまくなっていないか**
- **つま先が約30度の角度で外側に向いているか**
- **ひざとつま先が、別々の方向を向いていないか**
- **背すじが丸まったり、反ったりしていないか**

確認をしてみてください。

30秒間でくり返す回数が多過ぎるということもあり得ます。

30秒間で「しゃがむ↕立つ」は、10回くらいくり返せますが、もちろん個人差があります。

スクワット後に痛みが出るのなら、くり返す回数を減らしてみてください。回数を多くしたほうが効くようなイメージがありますが、ゆっくりやったほうが体に優しいばかりか効果も上がるのです。無理は禁物です。

それでも痛みが出るような場合は、**痛む部位に問題が生じている可能性があります。**しばらくスクワットを休止して、それでも痛みがひかないようなときは医療機関を受診してください。

筋肉痛になったのですが、休まずに続けたほうがいいですか？

→ぜひ続けてください。筋肉痛は体を動かしたほうが早く治ります。

いまだ謎の部分が多い、筋肉痛のメカニズム。原因の一つとされているのは、筋肉をつくる筋線維が、運動によって「破壊」されることです。

破壊というと恐ろしい感じがしますが、破壊の後は自然と修復され、前よりも強くなります。

筋肉の量を増やし、質を高めるためには破壊と修復をくり返すことが必要です。

筋線維が修復される間は、トレーニングを休むというのが長らく常識でした。しかし近年では、筋肉痛が出ていてもトレーニングして問題ない、という考え方が主流になりつつあります。むしろ、じっとしているより、少しでも動かしたほうが回復が早いと考えられています。

とはいえ、筋肉痛があるときに体を動かすのはキツいかもしれません。80ページからの「テーブルスクワット」なら、関節をあまり動かさずに済むので、筋肉痛のときにもおすすめです。最初は痛くても、何回か行うと痛みが軽くなっていくのが実感できるはずです。

ただし無理は禁物です。筋肉痛で体を動かすのもつらいというときには、お休みしましょう。

筋肉痛にならないと効果が出ませんか?

↓そんなことはありません。続ければ効果は出ます。

「筋肉痛＝効果」ではありません。ドクターズスクワットをして筋肉痛になる人もいれば、ならない人もいます。

もし、効果をより早く出したいなら、

「1日1回ではなく、2回以上行うようにする」

という手もあります。

ドクターズスクワットの基本は1日に1回30秒ですが、**1回につき30秒以上はやらない、ということだけ必ず守れば2回以上、何回やってもかまいません。**

とはいえ、効果を出すために一番効果的なのは続けること。

今日は、もうドクターズスクワットをやりましたか？　もしまだなら、今からやりましょう。

キツいので30秒しなくてもいいですか？

↓くり返す回数は少なくてもいいので、30秒は必ず行ってください。

30秒間で「しゃがむ↓立ち上がる↓立つ↓しゃがみ込む」という動作をくり返しますが、ふだん運動をしていない方にとっては、案外長く感じると思います。

30秒たつ前にキツくなって、足元がふらついたり、ポーズがくずれそうになったりしたら、しゃがんだときでも、立ったときでもよいので**途中で休んで大丈夫です。**休んだ時間は差し引かず、30秒たったら必ず終了です。

30秒だと物足りないので、1分やってもいいですか?

↓30秒以上はやらないでください。

ドクターズスクワットは、ケガ予防の観点からも30秒をひと区切りとしています。

それで物足りない場合は、このようにします。

- **30秒間ドクターズスクワットを行う**
- **30秒休む**
- **もう一度30秒間ドクターズスクワットを行う**

30秒の休憩を挟めば、続けて2回行っても、3回行ってもかまいません。

ただし、1回につき30秒という時間は厳守です。**長時間続けて行うと姿勢がくずれがちで、期待した効果を得にくくなるからです。**

毎日やるのではなく、週末にまとめてやってもいいですか？

→まとめてはダメ。効果もモチベーションも低下します。

例えば、「3日に一度、まとめて3回行う」ということですね？　**1日30秒を毎日行うことで効果が出ます。**

効果が出ないのでおすすめしません。スクワットは決して楽ではありません。ふだん行っていないのに急に無理をすれば、ひどい筋肉痛になったり、足腰を痛めたりしかねません。効果よりもリスクのほうが大。

「後でまとめてやるから、今日はやらなくてもいいか」と思うと、結局は後でもやらずにやめてしまいがちです。

毎日続けられるかどうかが効果を出すカギです。そのカギとなるものは、次の3章でいくつもご用意しています。

3日休んでサボってしまいました……。またゼロからのスタートになってしまいますか?

↓ゼロからのスタートにはなりません。

個人差はありますが、筋肉にまったく刺激を与えない状態が続くことで筋肉が減り始めるのは約2週間後といわれています。

3日程度なら、極端な体力低下はありません。

昨日できなくても、今日からまた新たな気持ちでスタートすればよいと思います。すでにやり方は習得していますし、やったときの疲労感なども体験済みですからゼロからのスタートにはなりません。

毎日同じトレーニングを行うと逆効果と聞いたのですが……。

↓ドクターズスクワットは、毎日行うことで効果が高まります。

毎日同じ部位に刺激を与えると、筋肉に負担がかかり過ぎて筋肉が減ってしまいます。でもそれは、重いバーベルを持ち上げるような負荷の高いトレーニングでの話。ドクターズスクワットには、筋肉が減るほどの強い負荷はありません。むしろ毎日行ったほうが、効果は早く出ますよ。

やせますか？　筋肉をつけると太ると聞いたことがあります。

↓「健康的にやせる」ことができます。

・体重を減らしたい→ドクターズスクワットはあまり向いていません
・見た目がやせたい→ドクターズスクワットが最適です

筋肉は脂肪より20％ほど重く、水分をためる性質があります。そのため、筋肉をつけると体重が増えることもあります。

ただし、筋肉が増えれば見た目は大きく変わります。**体重が減らなくても周囲からは「やせた？」「引き締まったね」と言われるはずです。**

見た目の変化を数字で知りたい方は、体重だけでなく筋肉量と体脂肪率も測れる「体組成計」を使ってみるとよいですよ。筋肉量が増えて、体脂肪率が下がれば、「健康的にやせられている証拠」です。

血圧が高めですが、やっても問題ありませんか？

→「最高血圧が１６０㎜Hg以上」あったら、医師に相談してから行ってください。

高血圧と診断されるのは、最高血圧（収縮期血圧）が１４０㎜Hg、最低血圧（拡張期血圧）が90㎜Hg以上であるときです。

まず、以下の場合に当てはまりますか？

・**健康診断で高血圧と診断されている**

・**降圧剤を飲んでいる**

もし当てはまるようでしたら、スクワットの前に血圧を測定し、最高血圧が１６０㎜Hg以上あったら、医師に相談してから行ってください。

また、血圧は正常範囲内であっても、心肥大、腎機能障害などで医師から運動制限

を指示されている方、透析を受けている方も必ず医師に相談するようにしてください。

これらに該当しない方なら、ドクターズスクワットは、血圧が高めの人でも安心して行えます。ただし、一つだけ注意点があります。88ページで解説したように、**「立ち上がるときに口から息を吐き、しゃがみ込むときに鼻から息を吸う呼吸法」**は必ず守ってください。**息を止めると血圧が異常に上がってしまうことがあります。**

高血圧の方は、年齢とともに増えてきますが、運動は血圧を下げるのに効果的な手段です。高血圧の予防や改善に、ぜひドクターズスクワットを取り入れてみてください。

ひざの手術をしたのですが、やってもいいですか？

↓事前に主治医に相談しましょう。

ひざの手術の種類、重症度によって違いがあります。いずれにせよ、手術を受けた方は必ず主治医に相談を。自己判断で行うのは厳禁です。

お酒を飲んだ後にやってもいいですか？

↓飲酒後のスクワットは危険です。

お酒を飲んだらスクワットはしてはいけません。**酔った状態で行うとバランスをくずして、ケガをする危険があるからです。**

もし、やる気があるなら、お酒を飲む前の30秒でやってみませんか?

ちなみに、飲み過ぎは筋肉にも悪影響があります。アルコールは筋肉を増やす助けをするテストステロンというホルモンの分泌量を減らし、筋肉を分解して減らしてしまうコルチゾールというホルモンの分泌量を増やします。

妊娠中でもやっていいですか?

→テーブルスクワットなど、負荷が軽いものにしましょう。

妊娠中も体を動かすことは大切です。とはいえ、妊娠中は体調の波が大きいため、いつもより軽めのものがよいでしょう。

例えば、80ページのテーブルスクワットは妊娠中でも行えます。

ただし、体調が少しでも悪いときはお休みしましょう。
また、妊娠後半で早産の危険性があるときなどは、必ず主治医に運動の可否を確認してください。

やらないほうがいいのはどんなときですか？

→ひざや腰、足首に強い痛みがあるとき、発熱があるときは休んでください。

ひざ、腰、足首など、スクワットで動かす部分に、次のいずれかの症状がある場合はやめましょう。

・痛みが強い

・腫れている

・熱を持っている

このような炎症があるときに行うと症状が悪化したり、症状が長引いたりするおそれがあります。また、

・発熱している

ときもやめましょう。発熱時は体が脱水状態になり弱っているので無理に運動するのはよくありません。

そのほか、体調の良し悪しを判断するうえで有効なのは、体温と脈拍です。毎日できるだけ同じ時間に体温と脈拍を測っておくと、変化に気づきやすくなります。**いつもより脈拍が速い、体温が高いときは、体調がふだんと違うということです。**ドクターズスクワットをするのはやめましょう。

体調が悪いときや、疲労感が強いときに無理をすると回復が遅れてしまいます。急がば回れの気持ちでお休みしましょう。

ドクターズスクワットだけすれば、ほかの運動はしなくていいですか？

↓ドクターズスクワットだけでＯＫ！

運動不足を解消して健康になるには、スクワットをして、その後に縄跳び、さらに水泳やウォーキングをするのがおすすめです。

そう言われて、全部やってみる気になりますか？　それどころか、運動をやってみようという気持ち自体がそがれそうです。

ですから、やるのはドクターズスクワットだけにして、**歯磨きと同じくらい自然な習慣になる方法を見つけていきましょう。**

もし、何かほかの種目を追加するのなら、ドクターズスクワットの習慣が根づいてからにしましょう。

スクワットの効果を高める方法はありますか？

↓呼吸法を意識してスクワットを行い、生活習慣、食習慣も工夫してみましょう。

88ページでお話ししたように、呼吸法を意識するとよいでしょう。

特に、立ち上がるときに強く息を吐き出すのが大事です。それにより筋肉に力が入りやすくなるだけでなく、**息を大きく吐くことで肺も大きく伸び縮みするので、全身の血液の循環がよくなります。**

さらに、筋肉づくりに必要な栄養をとる、しっかり眠る、体を動かすクセをつけるなど、生活習慣や食習慣を変えることでスクワットの効果は高まります。

具体的な方法は5章で詳しく解説していますので、ぜひ参考にしてください。

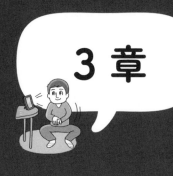

3章

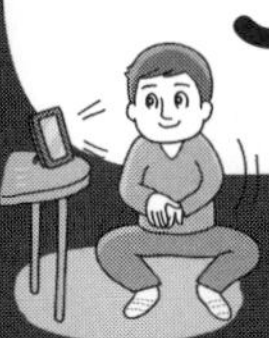

〝続かない〟にさらば！
スクワットが
「習慣」になるヒント

50歳を過ぎてメタボ体形から脱却した医師がやったこと

下の写真をご覧ください。

これは、私が「ベストボディコンテスト」の50歳以上の部でグランプリをいただいた2017年の写真です。この大会では、筋肉の多さよりも、見た目のバランスが重視されます。

今度は、左ページの写真をご覧ください。

これは、コンテストに出場する

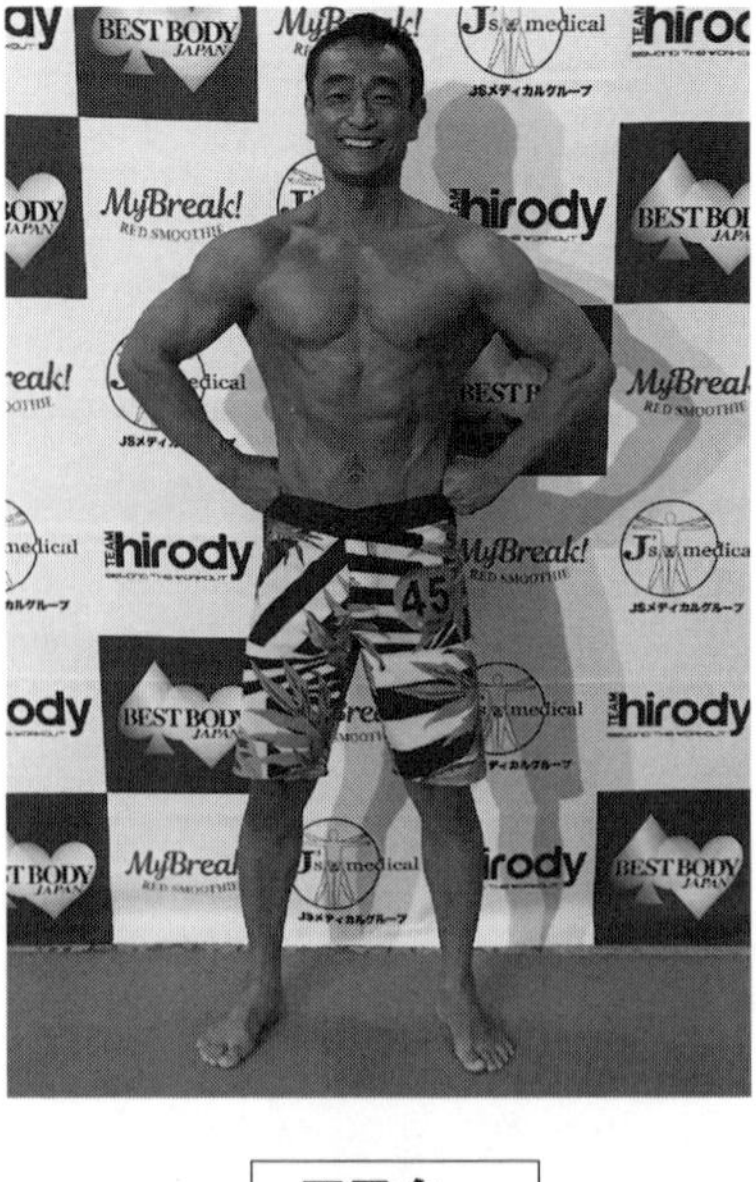

アフター
コンテストでグランプリ！

前の私の写真です。

運動不足のリスクと、運動不足解消のメリットをお話ししてきた私ですが、実は長らく運動不足でした。学生時代は筋トレをしていたのですが、医師になってからは忙しさにかまけて運動はゼロ。

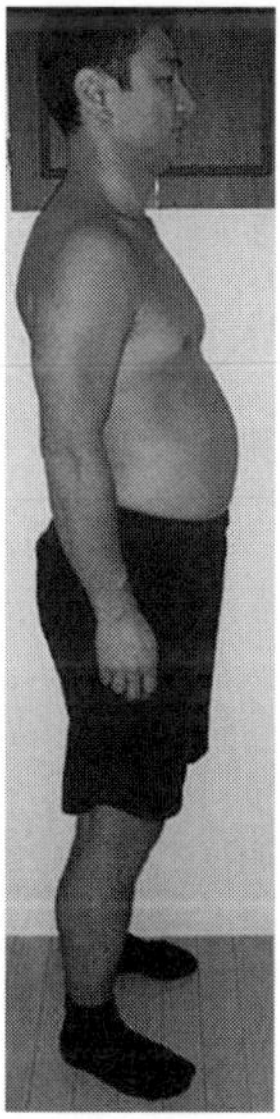

ビフォアー
メタボ体形だった吉原先生

その結果、**お腹がポッコリ出た、いわゆる「メタボ体形」になってしまったのです。**当然、健康診断の数値は悪くなり、中性脂肪値は正常値の2～3倍ありました……。

ある日、鏡に映る自分を見て、これはまずい！　そう思い、スポーツクラブに入り、筋トレを再開することにしたのです。

ところが、です。一念発起はしたものの、「今日は仕事が多くて帰りが遅くなったから、スポーツクラブには行けない」などと言い訳をして、足が遠のきがちに。

もう少しなんとかならないか……。言い訳の原因がどこにあるのか考えたところ、私が毎日運動できないのは

「運動のハードルが高い」

ということでした。それまでは、**スポーツクラブに行かないと運動をした日としてカウントしていませんでした。**でも、仕事の合間を縫って、スポーツクラブに行って、着替えて、トレーニングをして、また着替えて、帰宅して……。どうしても、おっくうに感じてしまいます。

そこで、「運動をした日」の基準を低くしてみたのです。

「短時間でもＯＫ、１日１回でも体を動かせば、その日は運動をした」

とし、スポーツクラブに行けない日は、自宅でスクワットを行い、毎日続けることを目標にしました。

するとどうでしょうか、**徐々に運動が生活のなかに定着してきて、体形も変わってきて、もっと運動をしたいと思うようになったのです。**

短期的な目標を持つと、よりやる気が出ることもわかりました。私の場合は、ボディコンテストの大会に出ようという目標でした。

運動が習慣になると、体が軽く感じられ、駅の階段も一段抜かしで駆け上がるほうが快適に感じられる

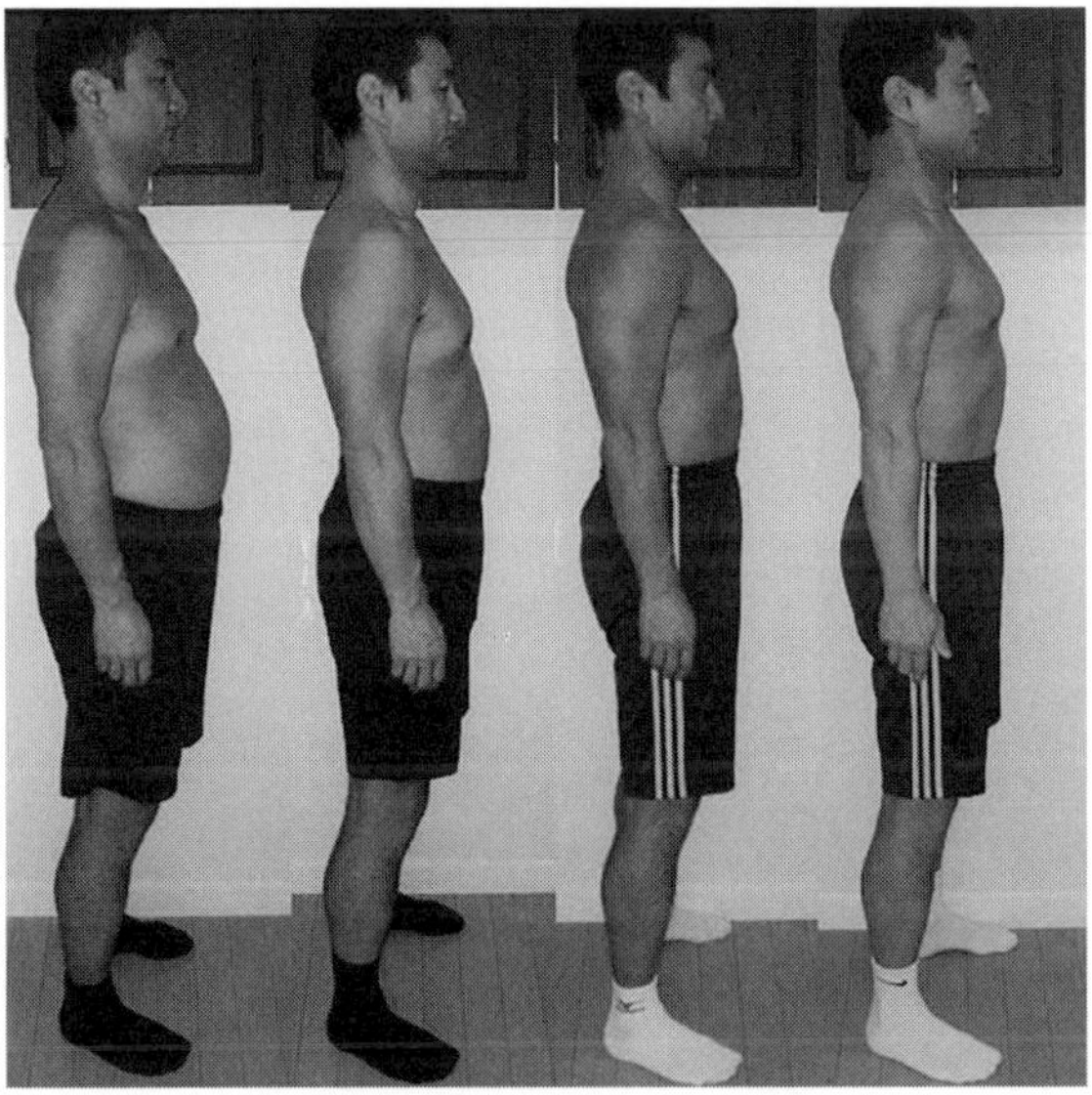

3カ月後　5カ月後　1年後

ように。また、不思議とストレスがたまらなくなるなど、うれしい相乗効果も得られました。クタクタだと思ったときにも体を動かしたほうがスッキリして、疲れが吹っ飛んでしまうようになりました。

ドクターズスクワットは、私自身の経験をもとに、運動のハードルを低くして習慣化するためのひらめきから生まれました。

メタボ体形だった私ですが、1年後には115ページの写真の一番右のようになりました。**よく見ると、腰の反り方やひじの角度、肩の位置も改善され、体のバランスも変化しています。**血液検査の結果も改善しました。

中性脂肪値　356㎎/dl↓120㎎/dl（基準値は150㎎/dl未満）

薬は一切飲まず、運動のみの結果です。

血圧も上が10㎜Hgほど低くなりました。そして、還暦を迎えた現在も血糖値なども含め、すべて正常値を維持できています。

最大のポイントは「回数」ではなく「時間」

運動のハードルを下げて、自宅でスクワットをするにしても、私の懸念事項はまだありました。

運動不足の言い訳の第1位「時間がない」を打破するためには、どうしたらいいかということです。

「今日は運動する気になれないな……」ということが、私もたびたびありました。そんなとき、ふと気づいたのです。筋トレのメニューをすべてできなくても、ちょこっとだけならできるかもしれない、ということに。

ドクターズスクワットは運動効果が得られつつ、「長い」と感じない時間設定にしよう、そう考えて自分でいろいろ試してみました。**忙しいときは「長い」「めんどうだ」と感じることが習慣化の障害になるからです。**

その結果導き出したのが30秒です。

1日のうちで「30秒だけください」と言われて、忙しくて時間がないと答える方はいないと思います。患者さんにも「30秒だけでいいから毎日続けてみてください」と言ったところ、1カ月間後の定期診察のときに「30秒だから何かの合間にできて、奇跡的に続けられています」との答えが。

実はこの患者さん、最も難攻不落だと思っていた、「運動嫌い」の方。この方から高評価をもらえたことで、手応えを感じました。

この30秒のメリットとしてもう一つ強調したいのは、回数にこだわる必要がないということ。**回数を決めると、数をこなすことが目標になって、やり方が途中からおかしくなってしまう方が多いのです。**

例えば、筋力が弱い人に20回やってもらうと、途中から猫背になりがちです。一方、「とにかく30秒、最初はゆっくり、2~3回でもいいから丁寧に体を動かすことを意識してやってみてください」と言うと、正しいやり方のまま行えるのです。

「30秒なんかでほんとうに効果があるの？」と私も最初はそう思いました。しかし、実際に血糖値や体脂肪率が下がったり、体形が変わったりした事実を経験すると疑問は確信に変わりました。スクワットに限らず、**運動は回数をこなすことが目標ではなく、正しいやり方で継続することが大切**ということです。

「ながら」を習慣化の口ぐせに

ドクターズスクワットを習慣にするには「ながら」を利用するのが有効です。具体的には、毎日行う行動のついでにドクターズスクワットの動きを取り入れるのです。

「○○をする＝ドクターズスクワットをする」と、**脳内で特定の行動と紐づけられれば、忘れることもなくなりますし、めんどうくさいという気持ちも薄れるはずです。**

5つの「ながら」のヒント

特定の行為と紐づければ習慣化できる

「ながら」のヒント ❶

CMを見ながらドクターズスクワット

一般的に、テレビコマーシャルは15秒または30秒の長さです。1～2本のCMを見ながら行えば、それで1日のノルマは終了。

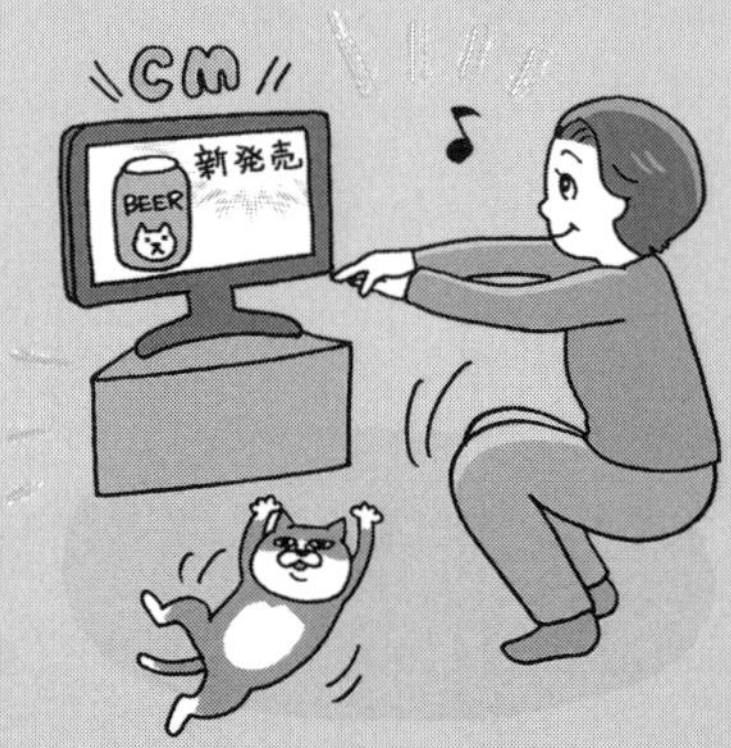

「ながら」のヒント ❷

洗濯物を干しながらドクターズスクワット

かごに入れた洗濯物を取り出すときに行いましょう。床に落とした物を拾うとき、拭き掃除をするときなど、しゃがむ動作と連動させると習慣化しやすくなります。

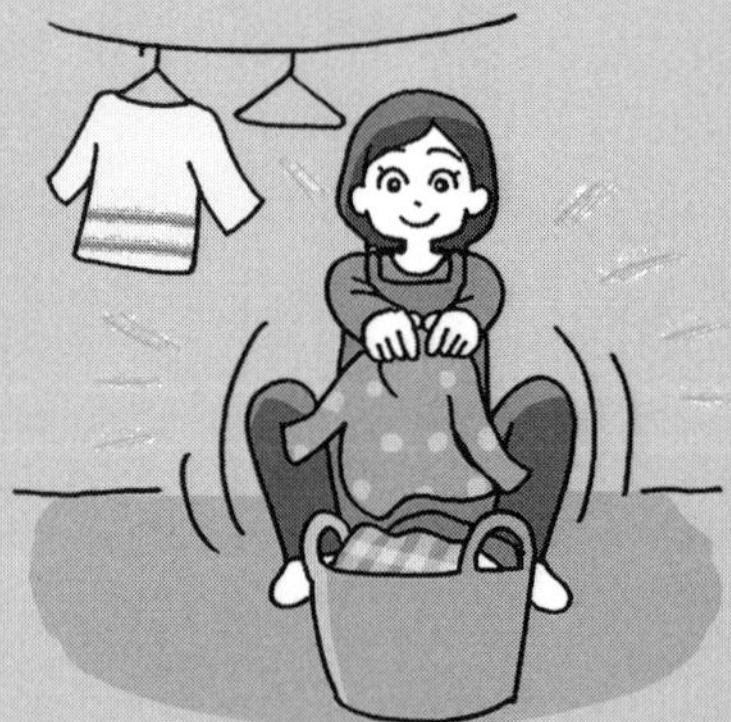

「ながら」のヒント❸

電子レンジの待ち時間に ドクターズスクワット

時間がしっかり確認できるので、やりやすいと思います。鍋で何かをゆでているときなど、料理をしているときの待ち時間に行うのもおすすめです。

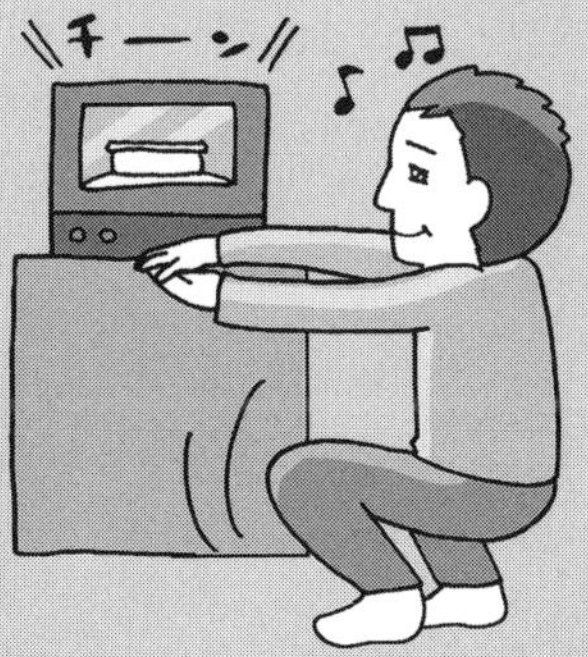

「ながら」のヒント❹

スマートフォンを使うときに ドクターズスクワット

スマートフォンを見る機会は頻繁にあると思うので、たとえ1回忘れたとしてもチャンスは何度も訪れます。これなら、忘れやすい人でも続けられるのではないでしょうか。

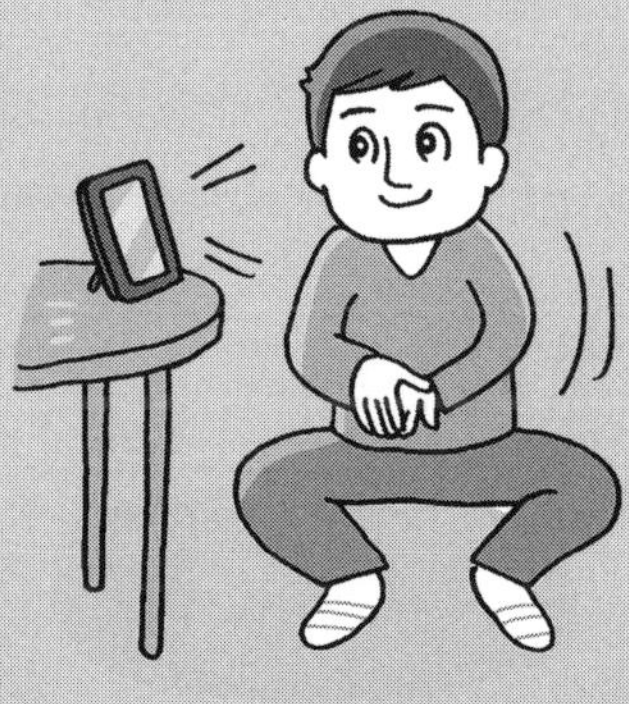

「ながら」のヒント❺

「カエル足スクワット」なら寝ころびながらできる！

くつろいで横になっているときや、布団に入ってから、寝ころんだままできます。カエルがぴょーんと跳ぶのをイメージするとうまくできます。

寝ころんで行います

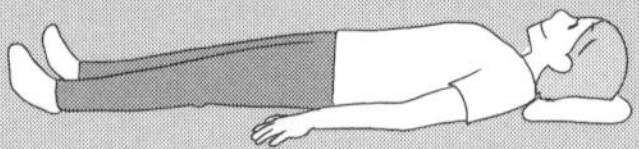

口から息を
吐きながら**つま先を**
ピーンと遠くに
伸ばします。
（ポーズ❷へ）

ポーズ
1

両足の足裏を合わせたら、胸のほうに引き寄せる

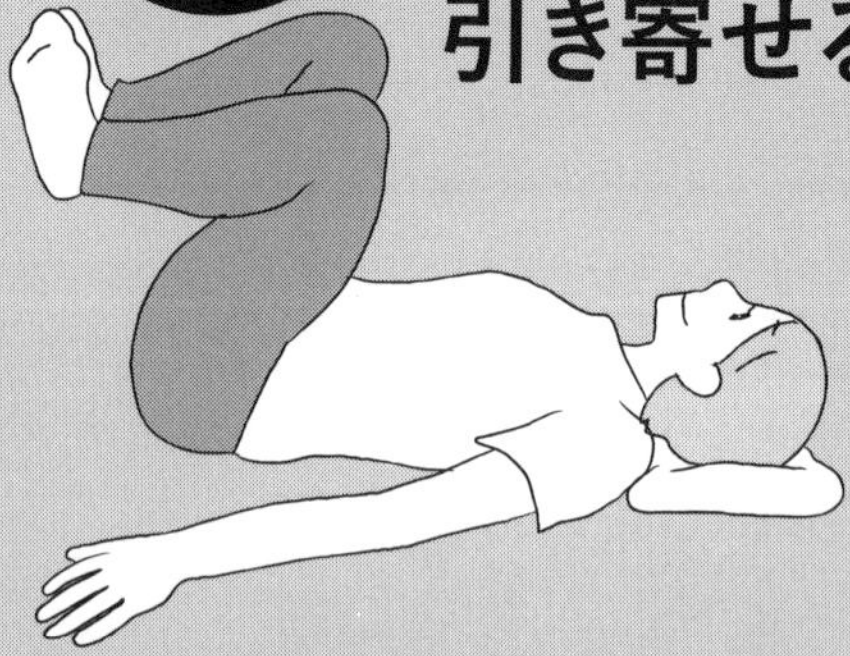

寝ころんだまま、ひざを曲げて両足の足裏を合わせます。
合わせた足裏を、できるだけ胸のほうに引き寄せます。

自分の目から
見たところ

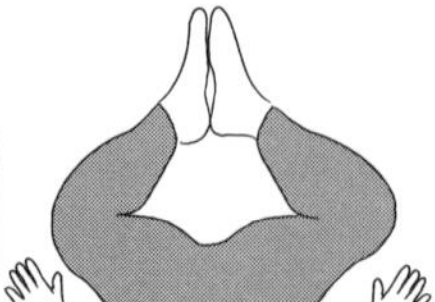

寝ころんで行います。「❶合わせた足裏を胸のほうに引き寄せる↔❷つま先を伸ばす」2つのポーズを「30秒間」でくり返します。ポイントは回数より時間です。30秒以上はやりません。1回30秒を守れば、1日に何回やってもOKです。

ポーズ 2 つま先をピーンと遠くに伸ばす

つま先を伸ばしたところ

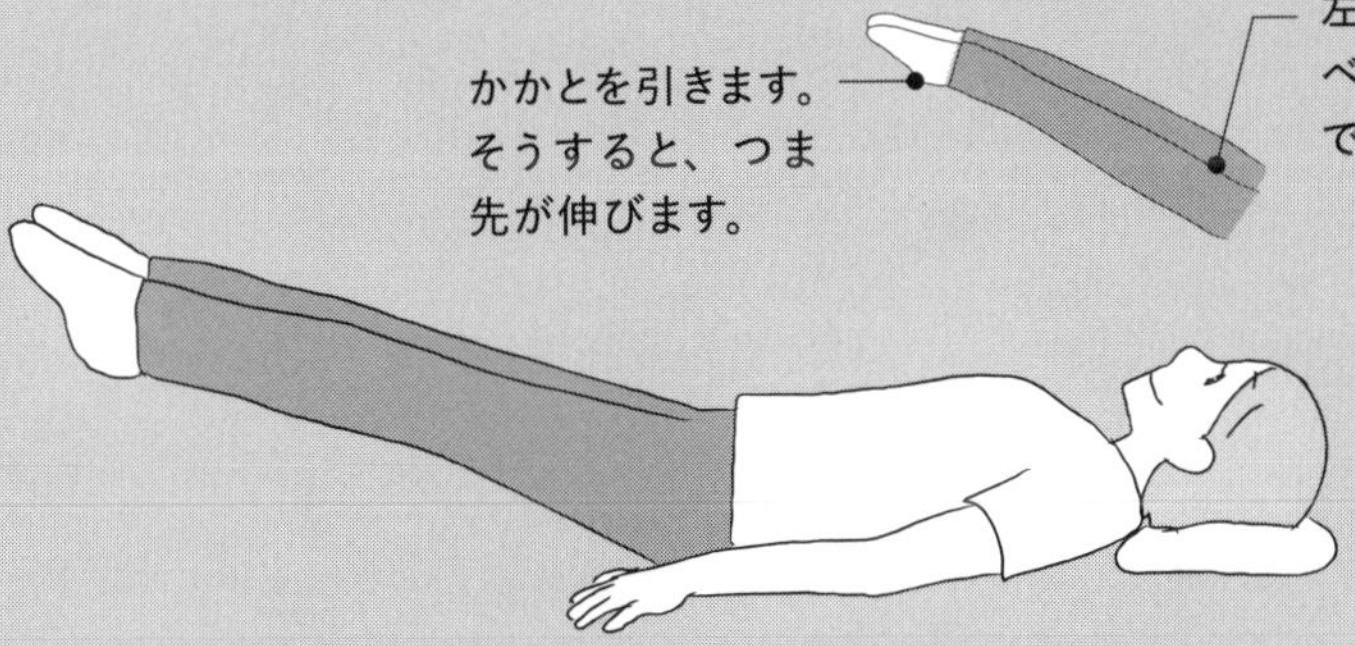
かかとを引きます。そうすると、つま先が伸びます。
左右の太ももは、なるべくくっつけて隙間ができないようにします。

鼻から息を吸いながら**足裏を合わせて胸のほうへ引き寄せます。**
（ポーズ❶へ）

つま先をできるだけ遠くに伸ばします。ひざは完全に伸ばします。

もし、腰が浮いてしまうなら

お尻の下に手を入れると、楽にできて腰を痛めません。

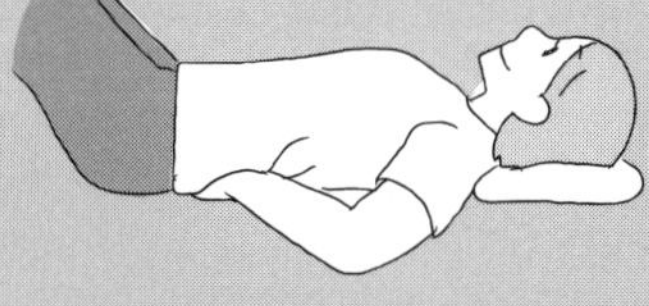

今日から始める「スクワット貯金」

「運動しても、健康になるにはもう遅い」とあきらめていた中高年の方も、50歳まで運動不足で不健康体だった私が運動で体を変えることができたという事実を知ると、「まだいける！」と、自信を持っていただけたのではないでしょうか。

覚えておいていただきたいのは、「筋肉はいくつになっても成長する」ということ。

一方で、運動をしなければ筋肉は年齢とともに衰え、筋力だけでなく自信も失っていくのです。だからこそ、今日からドクターズスクワットを始めて、運動不足を解消していただきたいのです。

やり続けさえすれば、筋肉量は増え、無駄な脂肪は減ります。

そして、**体の変化を感じられることが、運動を継続するための励みになるのです。**

私の場合は、先ほどの写真のようにどんどん体形が変わっていくことが、このうえない喜びでした。変化を感じると、「ベストボディコンテスト」への出場という目標もでき、結果として２０１７年の東京オープン、２０１８、２０１９年ホノルル大会の50歳以上の部でグランプリを受賞することができました。

さらに、フィットネストレーナーの資格も取得し、今では医師の仕事の傍らトレーニング指導も行っています。

見た目の変化は、モチベーションを高めてくれる起爆剤です。**全身でも、お腹だけでもいいので自分の写真をスマホで撮影し、記録に残すのがおすすめです。**

少しずつお腹がへこんでいく様子がわか

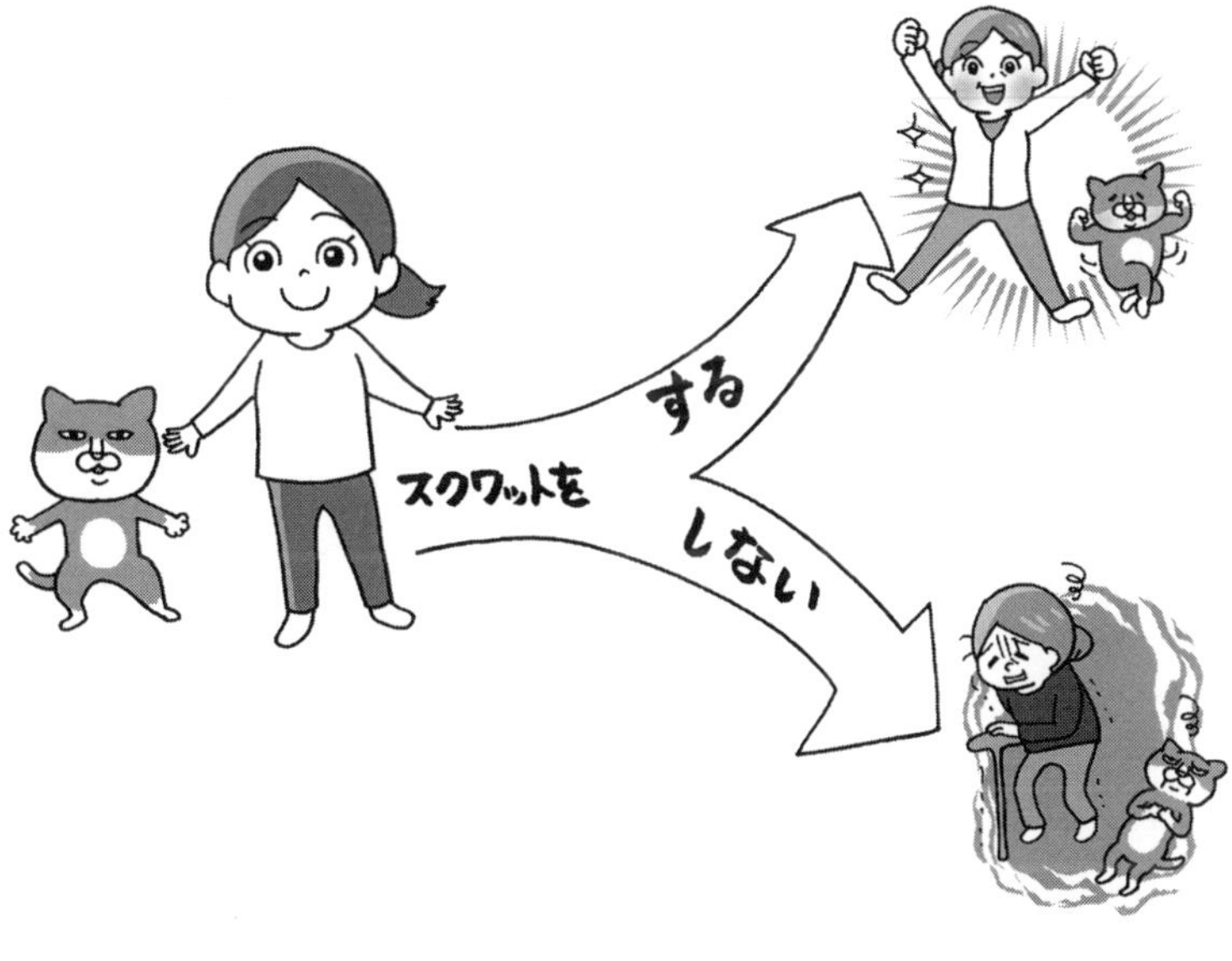

ると、やる気が出るはずです。

毎日の体重や食事を記録するダイエット法「レコーディングダイエット」をご存じでしょうか？　継続性を持たせる最高の手段は記録することなのです。

こつこつと貯めたお金を通帳で確認するように、運動も記録して変化を確認してみてください。**お金が貯まったのがわかるとうれしいように、運動での変化も想像以上に大きな喜びになるはずです。**

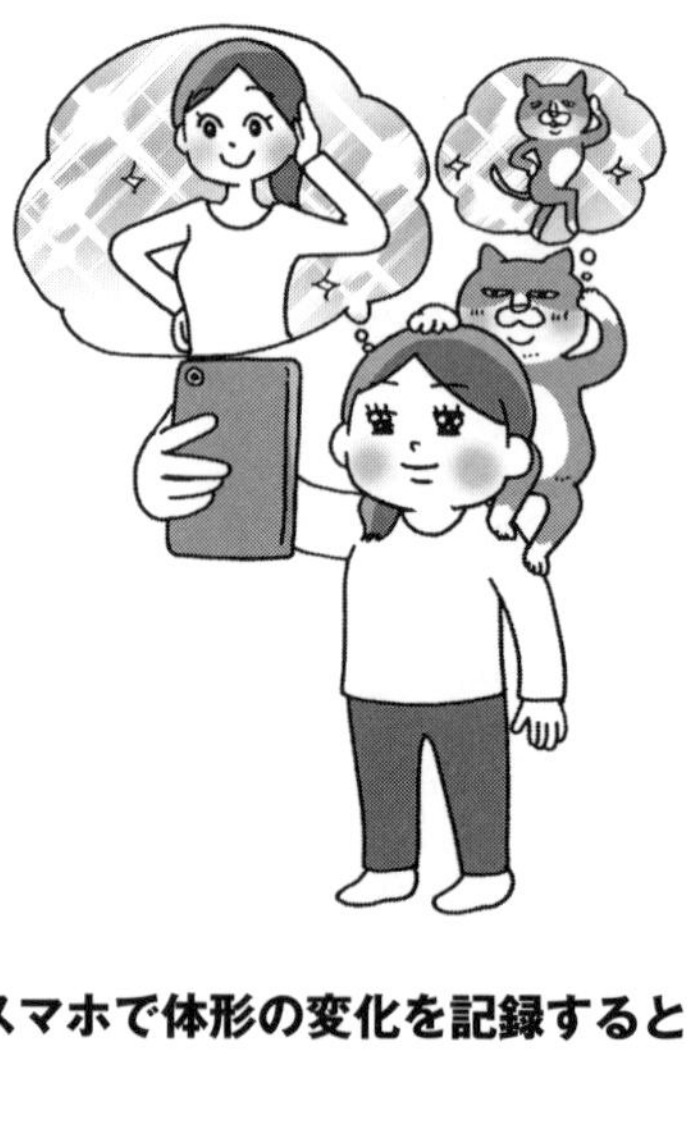

スマホで体形の変化を記録するとよい

128〜129ページにあるのは、「スクワット貯金」です。日付を書き込み、ドクターズスクワットができた日は、「ドクターズスクワットの実践」の欄に○を書きます。

体温と脈拍、体重は必ずしも記入する必要はありませんが、記録しておくと体調の変化に気づきやすくなります。

脈拍は、このように測ります。

・手首に反対側の手の人差し指、中指、薬指を置きます
・15秒間の脈拍を数えます
・その数を4倍にしたのが、1分間の脈拍数です

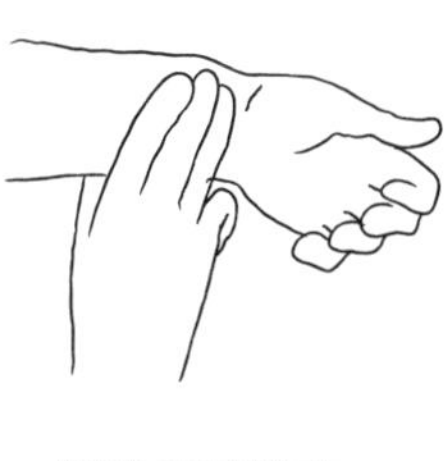
脈拍の測り方

スクワット貯金は1カ月分ありますので、コピーして使うのがおすすめです。メモの欄には「お腹がへこんできた」など、見た目の変化や体調を記録するとよいでしょう。

塵も積もれば山となります。

今日からドクターズスクワットを始めて、生活を変えましょう。

日付	ドクターズスクワットの実践	体温	脈拍	体重	メモ
/		℃	回	kg	
/		℃	回	kg	
/		℃	回	kg	
/		℃	回	kg	
/		℃	回	kg	
/		℃	回	kg	
/		℃	回	kg	
/		℃	回	kg	
/		℃	回	kg	
/		℃	回	kg	
/		℃	回	kg	
/		℃	回	kg	
/		℃	回	kg	
/		℃	回	kg	
/		℃	回	kg	
/		℃	回	kg	
/		℃	回	kg	

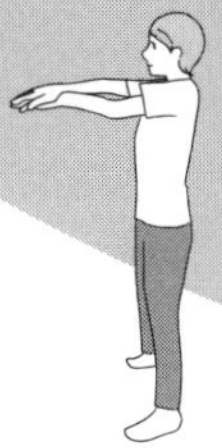

スクワット貯金

ドクターズスクワットをしたら○を記入します。
コピーして使うのがおすすめです。

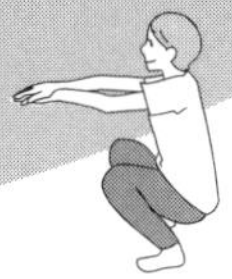

日付	ドクターズスクワットの実践	体温	脈拍	体重	メモ
/		℃	回	kg	
/		℃	回	kg	
/		℃	回	kg	
/		℃	回	kg	
/		℃	回	kg	
/		℃	回	kg	
/		℃	回	kg	
/		℃	回	kg	
/		℃	回	kg	
/		℃	回	kg	
/		℃	回	kg	
/		℃	回	kg	
/		℃	回	kg	
/		℃	回	kg	

「絶対に休んではいけない」は挫折の入り口

トレーナーとして指導をしていると、「絶対に休んではいけない」と、トレーニングをなかば義務的に行っている方に出会うことがあります。まじめなのはいいことですが、こういう方はそれが何らかの理由で途絶えたときに一気に挫折しがちです。

99ページでも解説していますが、3日休んだからといって、今までの努力が水の泡になるなんてことはあり得ません。どうしても体がつらくて休みたいというときには無理せず休んでください。

運動は、楽しくなければ続きません。「キツいときは無理をしない」という心がけも、習慣化するうえでとても大切なことです。

特に40歳を超えたら無理は禁物。若いうちは体力的に多少無理をしてもケガをしづらいですが、40歳を超えるとそうはいきません。回復力も衰えるのでケガで運動できない期間が長くなると、結果的に運動をやめてしまうことにもなりかねません。

4章

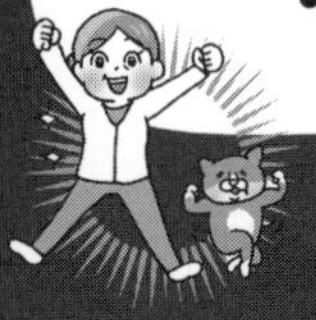

ドクターズスクワットで解決できるこんな症状

スクワットが「エクササイズの王様」である理由

スクワットは「キング・オブ・エクササイズ（エクササイズの王様）」といわれています。

理由①　大きな筋肉をまとめて鍛えられるから効率がよい

スクワットで鍛えられる筋肉は、

・大腿四頭筋…太ももの前に位置する、体の中で最も大きい筋肉
・臀筋…お尻の筋肉で、２番目に大きい筋肉
・ハムストリングス…太ももの裏に位置し、４番目に大きい筋肉
・脊柱起立筋…体幹（胴体）を支える重要な筋肉

大きい筋肉の周りには、連動して動くたくさんの小さい筋肉がついています。大きい筋肉を動かせば、小さい筋肉も自然と鍛えられるのです。

大きい筋肉を、これほどいっぺんに動かせる運動はスクワット以外にはありません。たくさんの筋肉を鍛えることのメリットを詳しくお話ししましょう。

理由② 体と心を元気にする成長ホルモンの分泌を促す

スクワットをすると、筋肉内で乳酸という物質が発生します。

乳酸には「成長ホルモン」の分泌促進作用があります。成長ホルモンは、子どもの成長のためだけに働くホルモンではありません。筋肉を増やす、糖や脂質の代謝を促進する、免疫機能や認知機能の亢進など多くの作用を持つことがわかっています。

分泌量が減ると気分が落ち込みやすくなり、イライラしやすくなるなど、心の健康も害されます。

つまり、スクワットは体だけではなく、心の健康を保つうえでも有効な運動ということです。

理由③ 注目の若返り物質「マイオカイン」が出る

マイオカインという言葉を聞いたことがありますか？　マイオカインは筋肉から分泌されるさまざまなホルモンの総称で、全身によい影響をおよぼすため「若返りホルモン」とも呼ばれています。

まだ解明されていない部分も多いのですが、

- **糖尿病、高血圧、動脈硬化を予防する**
- **体脂肪の燃焼を促進する**
- **認知症を予防する**

・大腸がんのリスクを下げる

といった作用がわかってきました。

スクワットでたくさんの筋肉を刺激して、マイオカインをしっかり分泌させていきましょう。

「高血糖」改善のカギを握るのは筋肉の量

「先生、リハビリに通うようになったら、血糖値も安定してきたんですよ。何か関係があるんですかね?」

診察中、こうおっしゃる患者さんがいました。

この方は健康診断で血糖値が高めと指摘されたことを機に、血糖値検査キットで定期的にセルフチェックされていました。

食事にも気を遣っていたとのことですが、ドクターズスクワットに限らず、運動をすると血糖値が下がる現象は医学的にはよく知られています。

血糖値というのは、血液の中を漂っている糖の濃度のことです。

体のあらゆる器官はエネルギー源として糖を取り込みますが、実は筋肉が取り込む量が一番多いのです。ですから、

- **筋肉量が多い→取り込める糖が多い**
- **筋肉量が少ない→取り込める糖が少ない**

ということになります。


運動をすると筋肉内の糖が使われ、糖が枯渇すると、血液中の糖が取り込まれます。筋肉量が少ないと、同じ運動をしても取り込まれる糖の量も少なく、血糖値の下がり方も鈍ります。

もちろん、これだけで糖尿病になるわけではなく、実際にはほかの要素も関係しま

すが、**血糖値を左右する大きな要素の一つに、筋肉の量があるのは確かです。**

リハビリで血糖値が下がったと教えてくださった患者さんですが、ＩｎＢｏｄｙという体組成検査器で筋肉量を測ったところ、スクワットを始める前に比べて筋肉量が増えていることがわかりました。

同じ運動をしても筋肉量が少ないと
取り込める糖が少なく血糖値の下がり方も鈍い

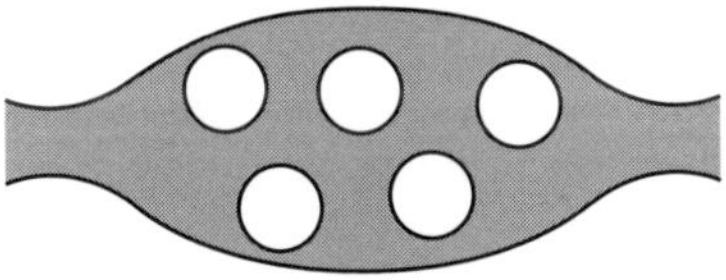

筋肉が多い

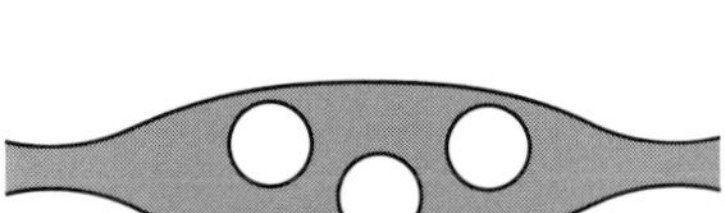

筋肉が少ない

食後のスクワットで「血糖値」の急上昇を防ぐ

食後は、しばらくゆっくりとしたいですか？　でも、血糖値を下げたいなら、食後にドクターズスクワットをするのが有効です。

食事からとった糖は、食後30分ほどで消化吸収されて血液内に放出されます。ですから、そのタイミングで運動を行うと、筋肉が糖を取り込み、血糖値の急上昇が防げるわけです。

実際、日本糖尿病学会の学会誌で発表されている実験（「糖負荷後高血糖に対する自体重スクワットの急性降下作用」）でも、

・スクワットは食後の血糖値を下げる
・速いペースのスクワットより、ゆっくりのペースのほうが血糖値が下がった

という結果が得られています。

スクワットをやるなら、がむしゃらに速くやろうとしなくても、ゆっくり自分のペースでやればいいのです。

自分のペースで続ければ、結果は必ず出ますよ。

「燃費が悪い体」＝「やせる体」

実は、筋肉はどの内臓とも比較にならないくらいの「大食らい」。

稼働するにはたくさんのエネルギーを必要とします。つまり、筋肉がつけばつくほど、より多くのエネルギーを使うので、「燃費が悪い体」になります。

燃費が悪い体はたくさんエネルギーを消費する、太りにくい体ということです。燃費の悪い車はとても困りますが、燃費の悪い体はうれしいですね。

ちなみに、じっとしているとき、筋肉1kgが1日に消費するエネルギー量は約13kcal。1日で13kcalなんて大したことなさそうに思えますよね？

でも、体重60kgの人が10kcalぶんのエネルギーを消費するには、2分近くスクワットを行う必要があります。

筋肉が1kg増えると、座っているだけでスクワット2分ぶんのエネルギーを消費できるなんて、すごいと思いませんか？

ただし、筋肉を1kg増やすにはそれなりの期間と努力が必要です。

「高血圧」改善には運動が有効と学会も推奨

質問です。血圧を下げるのにより有効なのは、どちらでしょうか？

A．運動
B．薬

答えは、「どちらも同じくらい有効」です。

欧州心臓病学会は、**運動による血圧降下は投薬と同等の効果**があり、高血圧の予防のために毎日継続して行うことを推奨しています。

高血圧改善のカギを握るのは、血管の内皮細胞というところから分泌される一酸化窒素（ＮＯ）という物質。**血管を柔らかくして拡張する作用を持ち、分泌量を増やすことで血圧を下げることができます。**

このＮＯの分泌を促すのに有効なのが、ドクターズスクワットのようなお尻や太ももなど、下半身の大きな筋肉に刺激を与えられる運動です。

大きな筋肉をくり返し伸縮させると全身の血流がよくなり、その刺激でＮＯが分泌されるからです。

血圧の基準値は最高血圧が１４０㎜Hg以下、最低血圧が90㎜Hg以下ですが、40～74歳の日本人男性の約６割、女性は約４割以上がこの基準値を上回るか、降圧剤を飲んでいる状況です。

高血圧が珍しくないぶん、危機感があまりないかもしれませんね。でも、高血圧は心疾患、脳血管疾患を引き起こす最大の原因です。先に挙げた欧州心臓病学会が公表したデータでは、心臓発作の原因の１／４は高血圧です。

血圧が高い方にこそ、ドクターズスクワットはおすすめです。

いつもは、血圧が１２０㎜Hg台の後半だという40代の男性に1日1回、ドクターズスクワットをやってもらいました。すると、**2週間後には、１１６㎜Hgに。**小さな差ですが、１日30秒しかやっていないのに、血圧がこんなに下がるなんてと驚いていました。

ただし、最高血圧が１６０㎜Hgを超える方は医師に相談してから行ってください。また、降圧剤を飲んでいる方は、医師に相談のうえ行うようにしてください。

「悪玉コレステロール・中性脂肪」を減らす

・悪玉コレステロール（正式にはLDLコレステロール）値が高いと、不調を感じますか？

・中性脂肪値が高いと、何か症状が出ますか？

これら、脂質異常症と呼ばれる病気が恐ろしいのは、重篤な症状が現れるまで自覚症状がほぼないところ。

そのため、「サイレントキラー病」などと呼ばれることもあります。

三大生活習慣病である「がん・心疾患・脳血管疾患」。これらの原因となっているのが実は脂質異常症です。

コレステロールや中性脂肪が血管の内壁にへばりつくことで血管が硬くなったり、

血液の通り道が狭くなったりします。

その結果、動脈硬化が進み、狭心症や心筋梗塞、脳梗塞などの病気を起こしやすくなります。また、脂肪肝や急性膵炎などのリスクも高まります。

脂質異常症の大きな原因は、運動不足です。脂質異常症を改善するために、運動をしましょう！


「いや、だからその運動ができないのだけど……」


そう思いましたよね？

そんな方のために開発したのがドクターズスクワットです。

1日に1回30秒。24時間のうち30秒だけ、なんとか時間をとれませんか？

「ひざ痛と腰痛」を同時に解決！

関節を安定させスムーズに動かすには、筋肉の支えが必要です。

ひざ痛や腰痛に悩む方は多いですが、その方々の共通点としてひざの動きを支える太ももの筋肉や、腰の動きを支えるお腹周りの筋肉（体幹筋）が弱っていることが挙げられます。

ひざの例から、もう少しお話ししましょう。ひざの関節には、骨と骨との間に軟骨があります。軟骨はクッションのような役割を果たし、関節を動かしたときに骨に過度な負担がかかるのを防いでいます。しかし、筋肉が弱り関節を支えきれないと、グラグラとした動きをくり返すようになります。すると徐々に軟骨がすり減り、ひざ関節への負担が増えて痛みが出てくるのです。

腰でも同じことがいえます。軟骨に相当するのが椎間板で、筋肉の支えが不十分だと椎間板が傷つき、腰の骨が変形して腰痛を起こしてしまいます。

困ったことに、一度すり減った軟骨を元に戻すことはできません。

そうなる前に、ドクターズスクワットで、関節をしっかり支えられるだけの筋肉をつけて予防したり、痛みが出ている場合は、痛みの軽減を目指したりすることはできます。しかもうれしいことに、ドクターズスクワットで鍛えられるのは、ひざと腰を支えてくれる太ももやお腹周りの筋肉。**続ければひざの軟骨のすり減りや、椎間板の劣化を防ぎ、ひざ痛も腰痛も改善することができます。**


注意したいのは、**よかれと思ってやっている筋トレが、実は逆効果になる場合があることです。**特に腰痛対策では起こりがちで、筋肉をつけようと自己流で腹筋をして悪化したり、再発したりする方が患者さんのなかにもいらっしゃいます。

寝た状態から上半身を起こす腹筋運動はよく行われていますが、椎間板に過剰な圧力がかかるので、腰痛があるときにはふさわしくありません。

ドクターズスクワットは、こうした動きがないので腰に負担をかけずに行えます。

若い人も油断できない！「ロコモ・サルコペニア」

56〜58ページの、「ドクターズスクワット必要度チェック」をやっていただけましたか？　Aの項目に多くチェックがついた方は特に、**ドクターズスクワットの効果をすぐに実感できる**と思います。

Aの項目は、「ロコモティブシンドローム（ロコモ）」と、「サルコペニア」に関するものです。ロコモは、骨、筋肉、関節、神経などの運動器の機能が低下して、歩くなどの移動能力が低下した状態です。サルコペニアは、筋肉が減って筋力が衰えた状態で、いずれも進行すると日常生活に大きな支障が出て、心身の健康がむしばまれます。

チェックリストで、Aの項目が多かった70代の女性に、80ページのテーブルスクワットを1日に1回、2週間続けてもらいました。

すると2週間後、「**明らかに太ももが硬く引き締まった感じがする！　足首の不安定な感じがなくなった**」と報告してくれました。

ロコモやサルコペニアは、高齢の方だけのものと思うかもしれません。でも、サルコペニアは若くても運動不足の人は油断できません。筋肉は骨や関節を支えているため、サルコペニアに陥れば、若くしてロコモティブシンドロームになってしまうことも考えられます。

次のページに、筋肉が減っていないかチェックする方法があります。これは「指輪っかテスト」というものです。

両手の親指と人差し指で輪っかをつくって、ふくらはぎを囲みます。囲んで隙間ができるなら、若くても筋力が衰えている可能性大です。ただし、肥満ぎみの方は囲えないこともあるので、目安の一つにしてください。

「指輪っかテスト」

筋肉が少なくなっていないか確認してみましょう

両手の親指と人差し指で輪をつくります。利き足ではないほうのふくらはぎの一番太い部分を軽く囲みましょう。
※力を入れないで囲みます。
※右利きなら、左足のふくらはぎを囲みます。

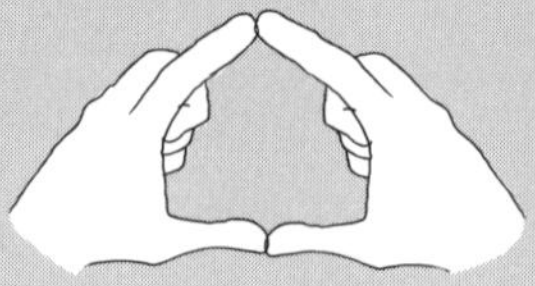

サルコペニアの可能性（低）

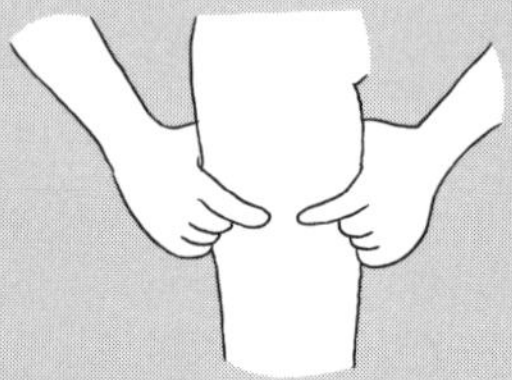

囲めない

サルコペニアの可能性（中）

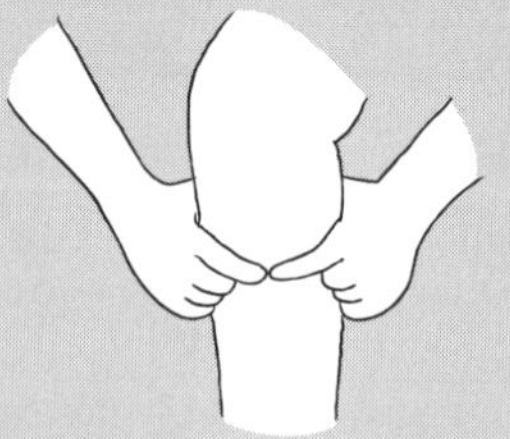

指先がくっつく

サルコペニアの可能性（高）

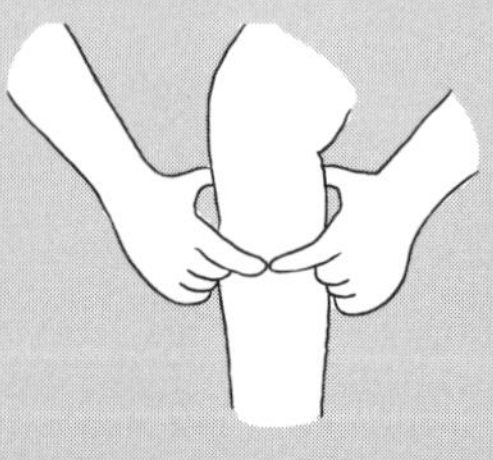

隙間ができる

今からでも筋肉をつけることができます！　あきらめずにドクターズスクワットをやってみましょう。

脳の血流をよくして「認知症」を予防

お尻をどっしりと落としてしゃがみ込むドクターズスクワット。実はこの動作こそ、認知症予防にもってこいなのです！

一般的なスクワットは、最後までしゃがみ込まずに、しゃがむ途中で立ち上がることがほとんどですよね。つまり、ドクターズスクワットに比べて体の上下動が少ないのです。

ドクターズスクワットのような大きな動作は、筋肉を大きく伸び縮みさせることができるので、全身の血流がより促進されます。

近年の研究でわかったのは、脳の血流の良し悪しが認知症に関係するということ。

認知症は「アミロイドβ」や、「タウタンパク」という物質が脳の中にたまることで発症します。これらの物質はたんぱく質が変異した「異常たんぱく」と呼ばれるもので、脳細胞を傷つけたり、死滅させたりすることで認知症を引き起こします。
どちらも、血流に乗って脳の外へと排出されるため、本来なら脳に蓄積することはほとんどないはずなのです。しかし、血流が悪くなると排出が滞り、脳の中にたまってしまいます。

脳の中にアミロイドβや、タウタンパクをためないためには血流をよくすることが大事で、だからこそ血流をアップするドクターズスクワットが大いに役立つわけです。

「私はまだ若いから、認知症の心配はいらない」と思うかもしれません。確かに、発症率が急激に上がるのは65歳を超えたころからですが、アミロイドβやタウタンパクは10～20年という長い年月をかけて脳に蓄積していきます。
ですから年齢にかかわらず、ドクターズスクワットで血流をよくしておきましょう。

なお、脳の血流を悪くする原因に、高血圧や糖尿病があります。どちらも、ドクターズスクワットで解決できる病気でしたね。

「もの忘れ」をなくすのにスクワットがいい理由

「あれ？　今、何をしようとしてたんだっけ？」
「この歌手……名前がここまで出ているのに！」

こんなこと、ありますよね。

「最近、もの忘れがひどくて」と笑っていられるうちはいいのですが、あまりにも頻繁になると認知症が始まったのではないかと心配になるものです。

実は、**もの忘れの原因の一つが「ストレス」といわれています。**

仕事や人間関係でストレスがあるときほど、もの忘れが多くなった経験はありませんか？

そして意外かもしれませんが、スクワットはストレス解消に効果的です。

スクワットをすると、ドーパミンという神経伝達物質が分泌されます。この物質は「幸せホルモン」とも呼ばれ、ストレス解消のほか、うつの改善にも効果があるとされます。キツ過ぎる運動はストレスを感じて逆効果になるかもしれませんが、たった30秒というほどよいキツさのドクターズスクワットなら、その心配はありません。

なお、脳に「キヌレニン」という物質が流入するとストレスを感じたり、気分が落ち込んだりします。スウェーデンのカロリンスカ研究所の実験で、「筋トレをすると、筋肉がキヌレニンを脳に流入しづらい別の物質に変換してくれる」ことが明らかになりました。**スクワットなどの筋トレは、ストレスからも体を守ってくれるのです。**

ただし、約束したこと自体を忘れてしまうなどの、日常生活に支障が出るような症状が頻発するようなら、もの忘れ外来の受診をおすすめします。

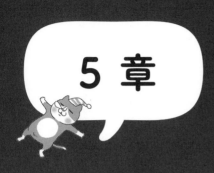

5章

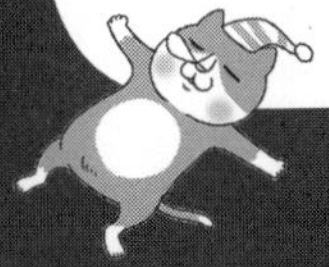

効果をより早く出す！「4つのヒント」

筋肉量アップの味方！「ドクターズレシピ」

スーパーやコンビニで、パッケージに「たんぱく質●g」と大きく書いてある食品が多くなりましたよね。たんぱく質について書いた本も以前より多く目にします。たんぱく質をしっかりとりたい、と思っている方が多い証拠でしょう。

これらは、たんぱく質の主な働きです。

・筋肉、内臓、血液、骨、毛髪、皮膚など、体の組織の材料になる
・免疫細胞の材料となり、免疫力の維持を助ける
・心と体のバランスを保つうえで欠かせないホルモンの材料になる
・体を動かすときのエネルギー源になる

ドクターズスクワットで筋肉をつけるなら、材料のたんぱく質をしっかりとりたいところです。たんぱく質が多い食品の代表は、肉や魚、大豆製品などです。

では、「しっかりとる」とは、具体的にどれくらいだかわかりますか？

体重1kgあたり約1gが推奨量です。例えば、体重60kgの人が、1日にとりたいたんぱく質の量は最低60gです。それを肉でとる場合、何g食べればいいでしょうか？

A．60g

B．120g

C．300g

答えは、Cの300g。肉の重さ＝たんぱく質の量ではありません。

どうでしょうか？　300gの肉を毎日食べようと思うと、けっこう大変ではないですか？　しかも、脂抜きで赤身だけの300gです。

実際、多くの方がたんぱく質不足だというさまざまな調査結果があります。

足りない理由の一つに、高齢の方の場合は特に、「肉は硬くて食べにくい」ということがあるでしょう。

そこで、以下のような点を大切にして考えた2つのレシピを紹介します。

・たんぱく質たっぷりで柔らかい
・すぐに準備できる
・作りおきができる
・材料が安い

私自身、日常的にトレーニングを行っていますが、どちらのレシピもたんぱく質の摂取にとても重宝しています。なお、糖質や炭水化物のとり過ぎは太ると敬遠されがちですが、足りないといくらたんぱく質を補充しても筋肉はつき

ドクターズレシピ ①

高野豆腐パウダー

【材料】（作りやすい量）

高野豆腐 — 1枚

【作り方】

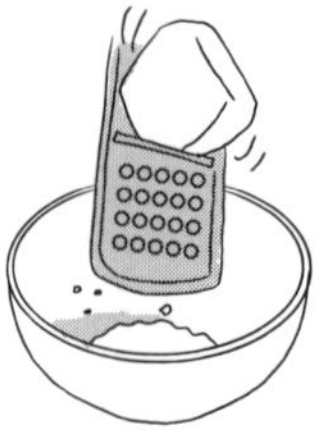

高野豆腐をおろし器ですりおろす。
もしくはコーヒーミルやフードプロセッサーで粉状にする。

【使い方】

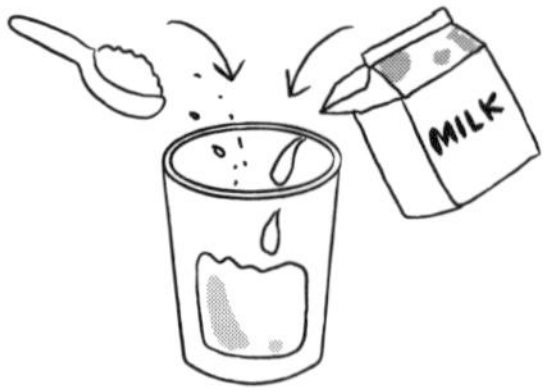

コップ1杯程度の低脂肪乳（牛乳でもよい）に、すりおろした高野豆腐を大さじ1杯程度入れてよく混ぜる。
牛乳の代わりにコーヒーに入れたり、料理に混ぜたりしてもOK。

ません。**ドクターズスクワットを始めたら、糖質と炭水化物は極端に減らし過ぎないようにしましょう。**

①高野豆腐パウダー

高野豆腐はレジスタントプロテインという食物繊維の一種が豊富で、コレステロール値を下げたり、体脂肪の合成を抑制する作用が認められています。

高野豆腐をすりおろしたり、フードプロセッサーなどで砕きますが、粉状の製品も売っていて便利です。牛乳や料理に混ぜれば、手軽にたんぱく質を追加できます。

②湯せん鶏むね肉

鶏のむね肉は低カロリー、低脂質、低糖質なので血糖値や脂質が気になる方でも安心です。湯せん調理だと、パサつかず、しっとり柔らかく仕上がります。

ちなみに、肝臓や腎臓に疾患がある場合、たんぱく質の摂取を制限する必要があることがあるので、医師に相談のうえ摂取量を調整しましょう。

ドクターズレシピ ②

湯せん鶏むね肉

【 材料 】（2人分）

鶏むね肉（皮を取り除く）—— 1枚（約250～300g）
しょうゆ ———————— 適量

【 作り方 】

❶ 鶏むね肉の厚さが2cm 以内になるよう、包丁で開く。

❷ 鶏むね肉の両面に、1cm くらいの間隔でマス目状に切り目を入れる。

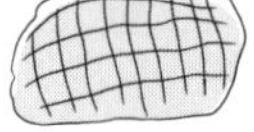

❸ 食品用の耐熱の袋に鶏むね肉を入れて、全体に行き渡るようにしょうゆを加える。袋の空気をしっかり抜き真空に近い状態にして密閉する。

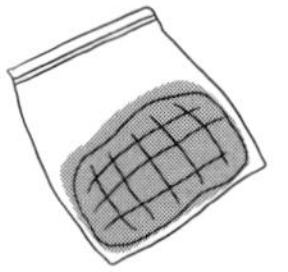

❹ 鍋に鶏むね肉全体が浸るくらいの量の水を入れて沸騰させ、沸騰したら火を止める。

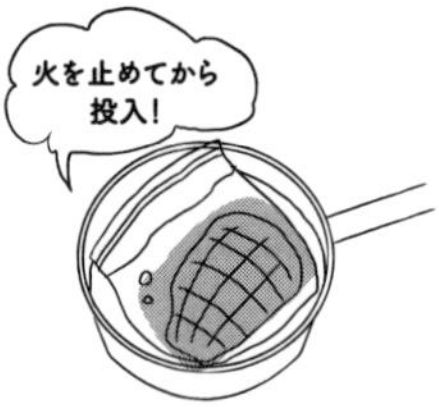
火を止めてから
投入！

❺ ❹に❸を入れて余熱で約10分加熱する。

❻ 表面が白くなって中まで火が通ったら完成。袋に残った肉汁は捨てる。

❼ 包丁でカットしたときに、中まで火が通っていることを必ず確認してから食べる。

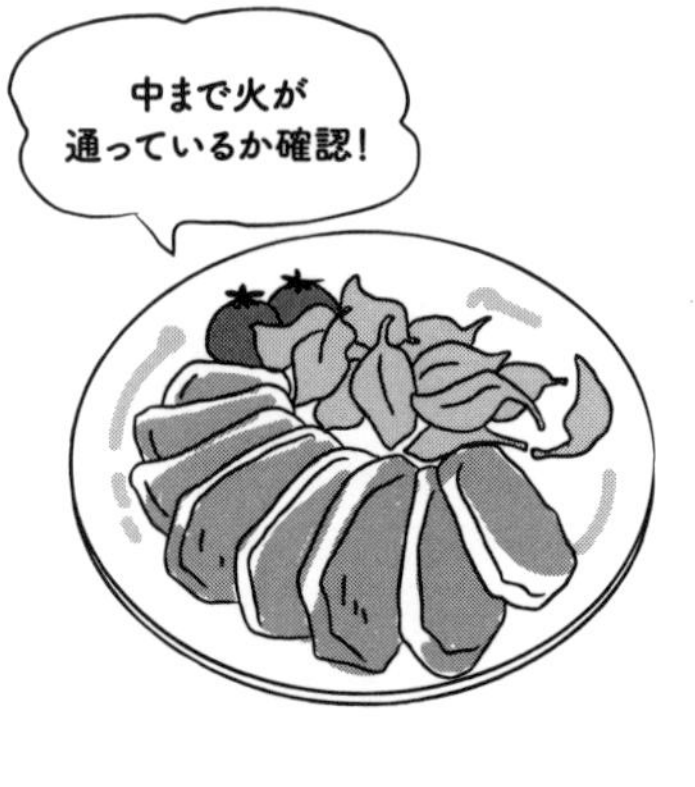
中まで火が
通っているか確認！

※ 半生の場合はもう一度袋に戻して、再度沸騰した湯で数分加熱するか、電子レンジで2分程度調理する。

※ 保存する場合は、汁を捨てて粗熱をとったら袋のまま冷蔵庫に入れる。冷蔵保存は3日が目安だが、できるだけ早めに食べきるように。

※ 100g（四角い納豆1パックくらいの大きさ）で、1日に必要なたんぱく質のおよそ1/3程度（20g）がとれる。

「ウォーキング」との合わせ技で内臓脂肪を落とす

運動不足に拍車をかけてしまったのが、新型コロナウイルス感染症。**新型コロナ以前に比べて、筋肉量が年齢の平均値よりもかなり少なく、逆に、体脂肪率が多い「隠れ肥満」の方が増加しています。**

お腹がポッコリと出ている、いわゆる「メタボ」体形の方はもちろん、見た目は太っていなくても体脂肪率が高い方は「皮下脂肪」ではなく「内臓脂肪」をたっぷりと蓄えている可能性があります。

内臓脂肪の恐ろしいところは、皮下脂肪よりも糖尿病や高血圧などの生活習慣病を引き起こすリスクが高いことです。

ちなみに、内臓脂肪を預金に例えたら、普通預金だと思いますか？　定期預金だと思いますか？　答えは普通預金です。

内臓脂肪は皮下脂肪よりつきやすいですが、「普通預金」のように引き出しやすいものです。そのため、運動をすると、体は引き出しやすい内臓脂肪をエネルギー源として優先的に使います。

つまり、**内臓脂肪は運動ですばやく減らせるのです。**

一方、皮下脂肪は定期預金です。定期預金の解約には手続きが必要で時間がかかりますよね。体はなかなか皮下脂肪を使おうとしないので、皮下脂肪を減らすには、根気よく運動を続ける必要があります。

内臓脂肪や皮下脂肪を落とすには、34ページでお話ししたように、ウォーキングのような有酸素運動が最も効果的です。

スクワットの本であえてウォーキングの効果をお伝えしたのにはワケがあります。

実は、体脂肪をすばやく落とす秘策、それは

ドクターズスクワットの後に、ウォーキングをする

ということ。

体脂肪をエネルギーとして体が使うには、脂肪を遊離脂肪酸とグリセロールに分解しなくてはなりません。この分解を促すのがスクワットです。

ドクターズスクワットで脂肪を体が使えるように分解
↓
ウォーキングで遊離脂肪酸を燃焼

というように、効率的に体脂肪が減らせます。ウォーキングをする時間の目安は、1日に20分程度。1回5分ずつ、1日4回歩くなど、分割して行っても大丈夫です。

脂質異常症の人、お腹がポッコリ出ているような内臓脂肪型肥満の人は、スクワットと有酸素運動を組み合わせると、短期間で数値が改善され、ポッコリお腹をへこますことができるはずです。

若く見える人と老けて見える人の「姿勢」

「お隣の○○さん、80歳なのに若く見えるのよね。背すじもピンと伸びているし」

あなたの周りにも、こんな方がいませんか？

80歳といったら年相応に背中が曲がり、いわゆる「おじいちゃん」や「おばあちゃん」らしい見た目になるのが普通です。ですが、**背すじがピンと伸びていて姿勢がいいと、たとえ80歳でも若く見えるものです。**

逆に、40歳でも猫背で姿勢が悪いと老けて見えてしまいます。

背骨は横から見ると、緩やかなS字カーブを描いています。その理由は、重たい頭を支える、体を柔軟に動かす、外部の衝撃から臓器を守る、筋肉や関節への負担を緩和するためなど、多岐にわたります。

しかし、日常生活では、どうしても姿勢が悪くなりS字カーブが乱れがちです。すると、老けて見えるだけでなく、肩がこったり、腰やひざが痛くなったり、内臓の働きが悪くなったり、代謝が落ちて太りやすくなったり……数えきれないほどの弊害が発生します。**姿勢の悪さは万病の元といえます。**

姿勢が悪くなる原因となるのが、下半身と体幹（胴体）の筋力の不足。ドクターズスクワットを続ければ筋力が強化され、自然とよい姿勢が保てるようになります。

よい姿勢とは背すじがまっすぐに伸びた状態で、背骨がまっすぐということではありません。

壁にかかとをつけて立ち、後頭部、肩、お尻が無理なく壁に密着し、さらに腰と壁の間に手のひらが入るくらいの隙間があるのが、よい姿勢です。**悪い姿勢で体が固まってしまうと、後頭部、肩、お尻のどこかが壁から離れてしまいます。**腰と壁との

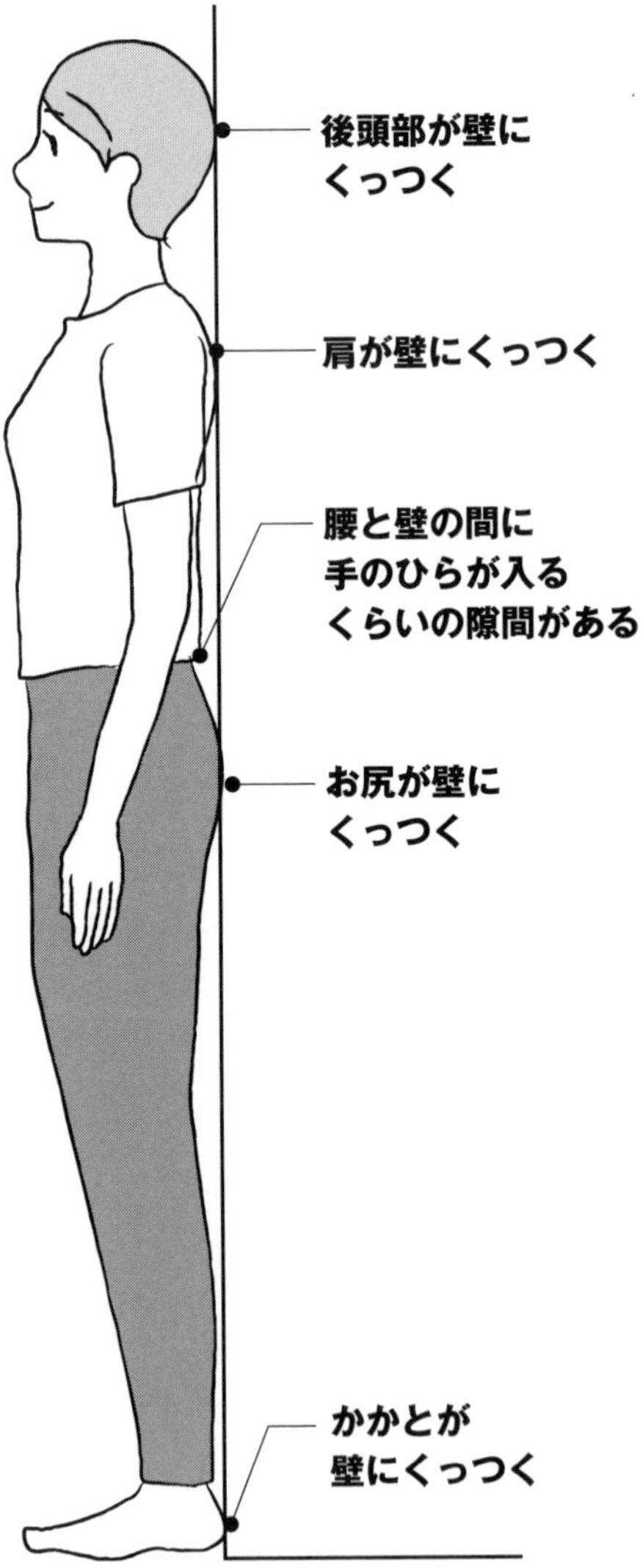
後頭部が壁に
くっつく
肩が壁にくっつく
腰と壁の間に
手のひらが入る
くらいの隙間がある
お尻が壁に
くっつく
かかとが
壁にくっつく

隙間がない、または、大きく開く場合は姿勢もくずれている証拠です。立つだけではなく、歩く、座るときもこの姿勢を意識するとよいでしょう。

背骨が固まってどうしても壁に頭がつかない場合は、1㎜でも身長が高くなるような意識、もしくは頭のてっぺんから糸で吊られているようなイメージで背すじを伸ばすようにしてみましょう。

「よく眠る」ためのアイデア

ドクターズスクワットの効果をより高めるには、しっかり眠ることも大事です。そのカギを握るのが、「成長ホルモン」。

スクワットをすると、心と体を元気にする「成長ホルモン」が分泌されることは133ページでお話ししましたが、それが最も多く分泌されるのが睡眠中です。**よく眠れないと、せっかくスクワットをがんばって続けても効果が薄くなってしまいます。**

睡眠の質を高めるために、私がおすすめするコツをご紹介します。**どれか一つでもできるものがあればよいと思い、できるだけたくさん挙げてみました。**

①夕食は腹八分目、就寝3時間前までに済ませる

睡眠中に胃腸を働かせると眠りが浅くなってしまいます。

②食事にたんぱく質をプラス

睡眠の質を向上させるメラトニンというホルモンの材料はたんぱく質。158、160ページのドクターズレシピもご活用ください。

③就寝の1時間くらい前にぬるめ（38〜40℃）のお風呂に入る

入浴で上がった体温がその後、徐々に下がることで自然に眠くなり、深く眠ることができます。

④就寝の1時間前からは、なるべくスマートフォンやパソコンを見ない

スマートフォンやパソコンの画面から発せられる強い光（ブルーライト）が目に入ると脳が興奮し、寝つきが悪くなり、眠りが浅くなります。仕事などでどうしてもやむを得ないときには、ブルーライトカットのメガネをかけるとよいでしょう。

⑤寝酒はやめましょう

体内でアルコールが分解されるときに発生する、アセトアルデヒドには覚醒作用があり、眠りが浅くなります。眠れないからとお酒を飲むのは、実は逆効果なのです。

⑥軽く疲れる運動がおすすめ

適度な肉体的疲労感がないと寝つきが悪くなり、眠りも浅くなります。体を動かすことが少なかった日には、お風呂に入る前にドクターズスクワットをすると、体がほどよく疲れてよく眠れますよ。

⑦眠れないのは枕のせいではありませんか?

体に合わない寝具のせいで、よく眠れないということもあり得ます。枕は寝ころんだときに頭が沈み込まず、楽に寝返りがうてる硬さと高さのものがおすすめです。

おわりに

日ごろの運動不足を感じていた私が、若いときに趣味だった筋トレを再開したのは、50歳になったころで、自分のゆるんだ体を見たことがきっかけでした。当初、続けることに苦労したのはお話ししたとおりですが、いったん運動が習慣になると楽しくなり、定期的にトレーニングセミナーにも通い、筋トレの理論や方法論を学ぶようになりました。もちろん、徐々に変わっていく自分の体形がモチベーションになったのは言うまでもありません。

そのうちに、今度はフィットネストレーナーの資格を取ろうと考えるようになりました。筋トレの知識は十分習得したし、ケガや体のことについては医学の知識で対応できるので、試験に挑戦したところ、めでたく一発合格。晴れて全米エクササイズ&スポーツトレーナー協会の認定フィットネストレーナーになることができました。

整形外科医の仕事を行うなかで、トレーナーの知識は相性がよく、患者さんとの会話の中でとても役に立っていることを日々実感しています。

例えば、「ジムでスクワットを行った後に腰が痛くなった」という患者さんが訪れたとき。通常の整形外科と同じく、診察して薬を出すだけでなく、スクワットのフォームのチェックや、治療途中や復帰の際のトレーニングのメニュー指導まで行えます。

こんな変わり者の医者は、ほかにはまずいないだろうと自負しています。

私のトレーナーとしての信条は、「ケガをしないトレーニング方法を指導すること」です。これは、予防医学の観点からも、最も大切だと考えています。

トレーニングの強度を上げるために、重量を上げて負荷を強めることは、広く行われています。しかし、重量を増やしたぶんだけ、ケガのリスクが高まることに注意しなければなりません。

私自身を含めた中高年の世代では、無理のない強度で十分な効果が得られるトレーニングを行うことが理想と考えています。健康になるための運動でケガをして健康を損ねては、本末転倒ですから。

特に運動習慣のない方や高齢の方は、無理は禁物です。そうした方々にも無理なく運動してもらえる方法はないかと考案したのがドクターズスクワットです。これなら、**誰でもケガをすることなく続けられ、十分なトレーニング効果が得られると自信を持っておすすめできます。**

日常的に運動をすることとは、病気の予防や治療になるだけでなく、基礎体力を高めて、抗老化（アンチエイジング）に一役も二役も買ってくれます。若々しさを維持するには、化粧や衣服で見かけだけを改善するより、運動をして体を内面から変えていくほうが、ずっと効果的なことを心に留めておいてほしいのです。

このドクターズスクワットをきっかけに、ほかの運動にも挑戦してみたくなったという方、体を動かすことがおっくうではなくなったという方、健康不安が解消されたという方が一人でも増えてくれることを心から願っています。

吉原　潔

参考文献

厚生労働省「2013年9月27日　副大臣ロコモレク資料」
基調講演「良い肥満と悪い肥満」一般社団法人日本肥満症予防協会 ObesityReport Vol.4 2017 Jan.
ロコモオンライン
https://locomo-joa.jp/check/lococheck/
Hagerman FC, Walsh SJ, et al. Effects of High-Intensity Resistance Training on Untrained Older Men. I. Strength, Cardiovascular, and Metabolic Responses. J Gerontol A Biol Sci Med Sci. 2000 Jul; 55（7）: B336-46.
厚生労働省 e- ヘルスネット「脂質異常症を改善するための運動」
「糖負荷後高血糖に対する自体重スクワットの急性降下作用」2021年日本糖尿病学会誌第64巻第12号p. 569-576
Henner Hanssen, Henry Boardman, Arne Deiseroth, et.al.Personalized exercise prescription in the prevention and treatment of arterial hypertension: a Consensus Document from the European Association of Preventive Cardiology（EAPC）and the ESC Council on Hypertension.European Journal of Preventive Cardiology, Volume 29, Issue 1, January 2022, Pages 205-215
Leandro Z. Agudelo, Teresa Femenia, et al. Skeletal Muscle PGC-1 α 1 Modulates Kynurenine Metabolism and Mediates Resilience to Stress-Induced Depression. Cell, Volume 160, Issues 1-2, 15 January 2015, Pages 351
坂内 太郎、間野 達雄、岩田 淳ら「慢性の脳虚血がアルツハイマー病を加速させるメカニズムを解明」（東京大学医学附属病院プレスリリース）
早川 幸博、又吉 忍「運動が認知機能および認知症予防に与える影響について」看護学研究 Vol.12 1-7（2020）
「日本食品科学工学会誌　技術用語解説　レジスタント・プロテイン」2019年66巻10号p.387
国立研究開発法人 国立がん研究センター がん対策研究所 予防関連プロジェクト「睡眠時間と死亡リスクとの関連について―多目的コホート研究（JPHC研究）からの成果報告―」
大川匡子「快適ライフのための睡眠」繊維機械学会誌 Vol.59, No.11 (2006)
NATIONAL GEOGRAPHIC「健やかな睡眠のカギを握る「メジャースリープ」とは」
横浜市スポーツ医科学センター 今川泰憲「肥満と減量（理論編）　知っておきたい肥満と減量の基礎知識【理論3】減量に筋力トレーニングが必要な理由」
A L Dunn, B H Marcus, J B Kampert et al. Comparison of lifestyle and structured interventions to increase physical activity and cardiorespiratory fitness: a randomized trial.1999 Jan 27;281(4):327-34. jama.281.4.327.
「改訂版身体活動のメッツ (METs) 表 : 厚生労働省」
C M Yang, A J Spielman, P D'Ambrosio, S Serizawa, J Nunes, J Birnbaum. A single dose of melatonin prevents the phase delay associated with a delayed weekend sleep pattern. Sleep
. 2001 May 1;24(3):272-81.
Stephanie J Crowley, Mary A Carskadon. Modifications to weekend recovery sleep delay circadian phase in older adolescents. Chronobiol Int
. 2010 Aug;27(7):1469-92.

『貧乏ゆすりでゆる体活』　吉原 潔（二見書房）
『らく～に1分！ゆるテーブルスクワット』吉原 潔（主婦と生活社）
『50歳を過ぎて理想体型を手に入れた医者が教える おなかの脂肪みるみる落ちて素敵に筋肉がつく 最高のやせ方大全』吉原 潔（文響社）
『本気で治す腰痛・膝痛』吉原 潔（エイ出版社）

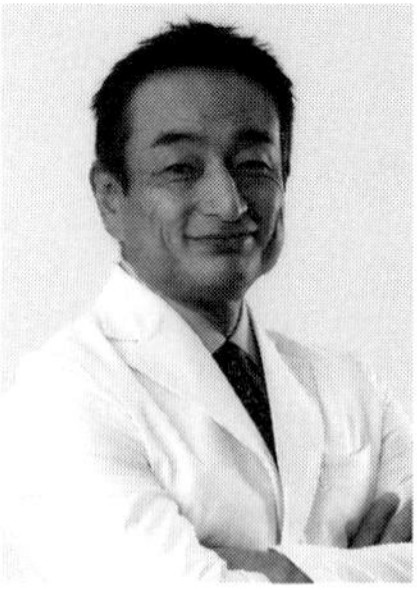

吉原 潔（よしはら・きよし）

整形外科専門医・フィットネストレーナー。医学博士。アレックス脊椎クリニック院長。日本医科大学卒業後、同大学整形外科入局。帝京大学医学部附属溝口病院整形外科講師、三軒茶屋第一病院整形外科部長を経て、2017年より現職。日本整形外科学会専門医、日整会内視鏡下手術・技術認定医。日本スポーツ協会公認スポーツドクター、全米エクササイズ&スポーツトレーナー協会（NESTA）公認パーソナルフィットネストレーナー、食生活アドバイザー。運動療法や筋力トレーニングにも精通した医師として、多角的な診療に定評がある。トレーナーとしての信条は「ケガをしないトレーニング方法を指導すること」。50歳を過ぎてから筋トレでメタボ体形を脱し、ベストボディコンテストに出場、受賞歴多数。

ドクターズスクワット

医者が考案した「30秒で運動不足を解消する方法」

発行日　2023年 9 月 13 日　第1刷
発行日　2024年 2 月 6 日　第17刷

著者　吉原潔

本書プロジェクトチーム
編集統括　柿内尚文
編集担当　福田麻衣
デザイン　鈴木大輔、江﨑輝海（ソウルデザイン）
編集協力　楠田圭子
イラスト　藤井昌子、勝山英幸（p36）
DTP　白石知美、安田浩也（システムタンク）
校正　柳元順子

営業統括　丸山敏生
営業推進　増尾友裕、綱脇愛、桐山敦子、相澤いづみ、寺内未来子
販売促進　池田孝一郎、石井耕平、熊切絵理、菊山清佳、山口瑞穂、吉村寿美子、矢橋寛子、遠藤真知子、森田真紀、氏家和佳子
プロモーション　山田美恵
講演・マネジメント事業　斎藤和佳、志水公美

編集　小林英史、栗田亘、村上芳子、大住兼正、菊地貴広、山田吉之、大西志帆
メディア開発　池田剛、中山景、中村悟志、長野太介、入江翔子
管理部　早坂裕子、生越こずえ、本間美咲
マネジメント　坂下毅
発行人　高橋克佳

発行所　株式会社アスコム

〒105-0003
東京都港区西新橋2-23-1　3東洋海事ビル
編集局　TEL：03-5425-6627
営業局　TEL：03-5425-6626　FAX：03-5425-6770

印刷・製本　株式会社光邦

Printed in Japan ISBN 978-4-7762-1302-4

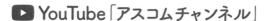